Bruno Erni

Selbstheilung durch mentale Gedankenkraft

Bruno Erni

Selbstheilung durch mentale Gedankenkraft

Innere Blockaden auflösen – gesund, vital und schmerzfrei leben

Giger Verlag

Infos über den Verlag und zu weiteren Büchern
unter www.gigerverlag.ch

1. Auflage 2020

Telefon 0041 55 442 68 48
www.gigerverlag.ch
Umschlaggestaltung:
Hauptmann & Kompanie Werbeagentur, Zürich
Layout und Satz: Roland Poferl Print-Design, Köln
Druck und Bindung: Finidr, Český Těšín, Tschechien

ISBN 978-3-907210-32-1

Inhalt

Einleitung

Hast du dir auch schon einmal die Hand auf dein Herz gelegt, um zu fühlen, wie es deinem Herzen geht? Hast du gewusst, dass man mit dem Herz kommunizieren kann? Grundsätzlich wäre das sehr einfach und wirkungsvoll für die Selbstheilung. In diesem Buch findest du wertvolle Übungen dafür. Ich lege übrigens jeden Freitagabend meine Hand aufs Herz. Wenn man jedoch mit dem Herzen kommunizieren kann, dann solltest du wissen, dass auch Organe weinen können. Ich erzähle dir dazu eine Kundengeschichte von einer stöhnenden Gebärmutter. Das klingt doch schon sehr vielversprechend. Wenn man also mit Organen Kontakt für die Selbstheilung aufnehmen kann, dann kannst du sicher sein, dieses Buch sprengt deine bisherigen Vorstellungen. Es ist jenseits der Logik. Genau das ist meine Welt.

Ich werde dir von Fällen erzählen, in denen ich die Energie von Menschen oder auch deren Seele lese und tiefe Blockaden mit dem Kunden innerhalb von Sekunden auflöse. Du wirst eine Schritt-für-Schritt-Anleitung erhalten, wie du selber tiefe Blockaden lösen und über das Quantenfeld sofort Selbstheilung auslösen kannst. Hast du gewusst, dass das auch die US-Regierung erforscht? So erzähle ich dir von unglaublichen Entdeckungen der CIA, von beeindruckenden Placebo-Fällen in der Medizin, wie Spontanheilungen funktionieren, von Heil-Frequenzen, von diversen wissenschaftlichen Berichten, von Ärzten, die herausgefunden haben, wie du deine Organe heilen und wie du dein Energiefeld für die Heilung nutzen kannst. Dazu kommen 16 *Kundengeschichten aus meiner Praxis* und 31 *Selbstheilungstipps*. Ebenso verrate ich dir meine persönlichsten und meine wertvollsten Übungen, die ich jeden Tag für meine Gesundheit anwende. Ziel ist, dass du sehr viel vom Inhalt dieses Buches an dir selber anwenden kannst. Es soll einfach, leicht, humorvoll, praxisnah und doch auch wissenschaftlich fundiert sein. Dazu muss es schnell gehen. Daher lass uns gleich mit einer Orientierungsfrage in dein Abenteuer eintauchen:

Wenn du ein Land wärst, welches Land wärst du? Wenn deine Organe die Bewohner deines Landes wären, wie würde es denen gehen? Wie würde es dem Land selber gehen? Was könntest du tun, damit es den Bewohnern und dem Land besser gehen würde?

Du siehst, so einfach kann es sein. Für mich bist du nicht nur Landbesitzer. Du bist auch König (oder Königin) dieses, deines Landes. Es ist wichtig, was du über dein Land und über dich denkst. Du bist der König, die Königin, in deinem Leben. Darum sage laut:

»Ein König, eine Königin, ist dankbar, ist mit dem Leben verbunden im Hier und Jetzt. Lebe die Freude und das gute Gefühl, jeden Tag. Es braucht Mut, sich selber zu sein. Doch ich entscheide mich jeden Tag für die Liebe in mir, für mein Land, für mich, denn ich bin ein König, eine Königin!«

Ach ja, ich spreche dich in diesem Buch direkt an, mit ›du‹. Das ist für uns beide einfacher. Auch werde ich in der männlichen Form schreiben, das beinhaltet immer auch die weibliche Form. Und noch etwas: Bei allen in diesem Buch erwähnten Kundengeschichten habe ich die Namen geändert. Ich möchte damit deren Privatsphäre schützen. Natürlich sind mir alle Kunden bekannt.

Wie entsteht Selbstheilung? Was sind Selbstheilungskräfte?

Der Körper ist aus meiner Sicht und Erfahrung die größte Selbstheilungsanlage, die es gibt. Wenn du dir eine kleine körperliche Wunde zuziehst, dann wird dein Körper von Natur aus die Selbstheilung aktivieren und die Wunde wie durch ein Wunder »heilen«. Wenn du eine Erkältung hast, bildet dein Körper automatisch Antikörper, und du wirst von selbst wieder gesund. Und wie ist das bei psychischen Blockaden? Die Zeit heilt alle Wunden, sagt man. Ist das wirklich so? Krisen gehen in der Regel von selbst vorbei. Das ist in der Tat ein Naturgesetz. Doch Krisen, Blockaden, Schmerzen, Traumata oder Stress hinterlassen tiefe Spuren in der Psyche eines Menschen. Unser Unterbewusstsein speichert solche Momente. Oft liegen diese Geschichten wie Atommüll in deinem persönlichen Meer und tauchen gänzlich unkontrolliert und unplanmäßig an die Oberfläche. Wie wird so etwas fachgerecht abgetragen und harmonisiert? In diesem Buch findest du Lösungen.

Im Grunde genommen hat jede medizinische, psychische und naturheilkundliche Intervention das Ziel, die Selbstheilung in dir zu aktivieren. Kein Arzt kann einen Patienten heilen. Ein Arzt kann nur etwas aus dem Weg räumen, was dann die Selbstheilung ermöglicht. Auch Medikamente können nur unterstützend für die Selbstheilungsmechanismen sein. Hierbei unterscheide ich gern akute und chronische Beschwerden. Ich denke, die Schulmedizin hilft sehr gut bei akuten Erkrankungen wie Herzinfarkt, Schlaganfall, Blinddarmentzündung usw. oder auch bei einem Armbruch, Verbrennungen oder anderen schweren Unfällen. Da braucht es ein schnelles Handeln. Anders sehe ich es bei chronischen Erkrankungen. Hier liegt die Wurzel meist etwas tiefer und hat seine Gründe, die es zu lösen gilt, damit die Selbstheilung fließen kann. Oft ist es ein Lebensstil, der verändert werden sollte. Chronische Erkrankungen sind schleichende Stressmomente, die fast unbemerkt plötzlich da sind. Deine Gesundheit kippt aus dem Gleichgewicht und hat Stress wegen dieser Möglichkeiten:

1. Mangel an Bewegung
2. falsche Ernährung
3. Alkohol, Nikotin, Drogen
4. Medikamente
5. Umweltgifte
6. körperlicher Stress
7. beruflicher Stress
8. psychischer Stress
9. Allergien auf Nahrungsmittel
10. Wasserbelastungen
11. geopathischer Stress (Erdstrahlungen)
12. Feinstaubbelastungen
13. Stress durch Elektrosmog (Funkmasten etc.)

Du kannst es zu den folgenden drei Punkten zusammenfassen:

1. körperlich: also zu wenig Bewegung
2. äußere Einflüsse: zu schlechte Ernährung oder eben Belastung von außen
3. emotional: psychisch, Belastungen aller Art

Wenn in diesen Bereichen das Gleichgewicht gestört ist und aus der Balance kippt, dann fließt die Selbstheilung nicht mehr optimal und der Mensch kann sich nicht mehr selbst heilen. In diesem Buch bekommst du viele Hilfen für diese Bereiche. Ich öffne dir dazu einen vierten Bereich für die Heilung, in dem du die besten und stärksten Lösungstools erhältst, damit du wie von Zauberhand in die Selbstregulierung kommst. Du wirst zum Magier deiner mentalen Gedanken, die dich Schritt für Schritt in die Heilung führen.

Obwohl wir bei uns in der Praxis große Blockaden lösen, damit der Körper oder die Psyche heilen kann, bin ich kein Heiler. Wenn ein Mensch das Gefühl hat, er ist ein Heiler, dann klingt das, als wenn ein Wasserhahn das Gefühl hat, er sei die Quelle. Guten Therapeuten ist es wichtiger, den Energiefluss bei einem Menschen in ein Optimum zu bringen und die Steine aus dem Weg zu räumen.

Die Natur hat in uns Menschen einen Schlüssel für die Selbstheilung vorgesehen und hinterlegt, sodass wir in der Lage sind, glücklich und gesund zu leben. Als Selbstheilungskraft (auch Heilkraft der Natur genannt) bezeichnet man die Fähigkeit des Körpers, sowohl äußere als auch innere Verletzungen bzw. Krankheiten zu heilen. Jeder kann seine Selbstheilung aktivieren. Die Menschen müssen aus meiner Sicht jedoch wieder mehr Eigenverantwortung übernehmen. Auch wenn es mich sehr freut, dass du dieses Buch gekauft hast und ich dich schon jetzt sehr mag, kann ich leider nicht für dich essen oder schlafen. Das muss jeder selbst tun.

So möchte dieses Buch auch dazu beitragen, dass unsere Gesundheitskosten sich reduzieren. Das wiederum hilft unserem Gesundheitssystem, welches im Jahr 2017 allein in der Schweiz über 82 774 Milliarden CHF (82 774 000 000!) an Kosten generierte (Quelle: bfs.admin.ch). Gern zitiere ich an dieser Stelle die Gesundheitsdirektorin des Kantons Zürich (Schweiz), *Natalie Rickli*. Sie hat bei ihrem Amtsantritt am 6. Mai 2019 gesagt: »Den Kranken helfen, die Gesunden zu Eigenverantwortung motivieren, die Kosten im Griff haben.« Diesen Worten schließe ich mich gern an. Doch dazu muss ich etwas über den gewohnten Tellerrand hinausblicken. Es braucht Mut für ungewohnte und neue Wege, die funktionieren. Denn:

Probleme kann man niemals mit derselben Denkweise lösen, durch die sie entstanden sind.

ALBERT EINSTEIN

Um deine Selbstheilung zu aktivieren, brauchst du somit etwas Ergänzendes zum Bekannten, sonst findet keine Änderung statt. Weiter sollte es sehr einfach und leicht sein. Dazu muss es noch schnell gehen, das wollen die Menschen von heute. Dass es aus einem neuen Betrachtungswinkel kommen muss, versteht sich von selbst. Einverstanden? Sonst würdest du es ja schon kennen. In diesem Buch findest du sehr viele neue, bewährte und funktionierende Lösungen für dich. Die Basis bildet ein gesundes Leben. Neben der körperlichen Bewegung und der gesunden Ernährung benötigen wir hier auch deine Gedankenkraft bzw. die Gehirnfrequenz. Warum die Tiefenentspannung und das Meditieren so extrem wichtig sind und welche Übungen dir hier sehr einfach und schnell helfen, wirst du in diesem Buch ebenfalls erfahren. Dazu lernst du exklusive, körperliche, mentale und energetische Übungen kennen, die einen wahren Turbo für deine Selbstheilung darstellen. Dein Vorteil: Ich veredle das bereits seit vielen Jahren. Eine große Zeitersparnis für dich. Die Zeit ist reif, jetzt.

Selbstheilungstipp 1
Ich übernehme ab heute meine volle Verantwortung für mein Leben. Ich achte täglich darauf, was mir mein Körper sagen will.

Damit dein Verstand erkennen kann, dass es sehr schnell gehen darf, hier die erste Kundengeschichte.

Kundengeschichte 1
Klaustrophobie in 30 Sekunden aufgelöst

Auf einem Kongress komme ich mit einer jungen dynamischen Frau ins Gespräch. Nennen wir sie Helena. Wie so oft, erzähle ich gern von meiner Arbeit. Das Interesse der jungen Frau ist geweckt, und sie erzählt mir voller Leidenschaft, dass sie seit Jahren Klaustrophobie habe, also Panik, in einem engen Raum zu sein. Offensichtlich ein großes Problem. Viele Therapien habe sie schon versucht, auch Hypnose. Nichts habe bisher eine Verbesserung ausgelöst.

Ganz ehrlich, ich hatte gerade Zeit, bin komplett entspannt und frage, ob ich mit ihr diesbezüglich ein Experiment machen dürfe. Natürlich stimmt sie sofort zu.

Ich schließe die Augen, fokussiere mich auf ihre Energie und sage: »Ich sehe dich in einer kleinen Holzkiste. Nur auf einer Seite ist diese offen, dort wo es offen ist, sind Gitterstäbe. Sie ist verriegelt. Du kannst in der Kiste nur knien und die Arme etwas durch die Gitterstäbe nach draußen halten.« Dieses Bild zeigt mir ihre Seele. Helena ist sprachlos und bringt kaum ein Wort heraus. »Genauso fühlt sich das an. Bei Beschreibungen gegenüber anderen erkläre ich es exakt mit diesem Bild.« Natürlich freuen mich diese Treffer immer sehr, da es dem Klienten ein unglaubliches Staunen ins Gesicht zaubert. Zugleich öffnet sich so das Vertrauen per Knopfdruck. Ihr Unterbewusstsein ist für mich jetzt offen. Wohl verstanden, wir haben uns bisher nie gesehen, und ich kenne die Dame nicht. Woher sollte ich das wissen.

Noch immer stehen wir in der Menge der Menschen in der Hotelhalle. Ich frage sie: »Willst du dein Enge-Gefühl nun ändern?« – »Ja, klar«, meint sie, ohne mit der Wimper zu zucken. Ich: »Auf einer Skala von 1–10, wie hoch würdest du deine Panik einstufen?« – »15«, sagt sie. Lachend schließe ich die Augen und tauche in ihre Seele ein. Dabei sehe ich folgende Geschichte: »Ich beruhige meine ›Klientin‹ in der Kiste und sage ihr, dass es einen Schlüssel für die Gitterstäbe gibt. Sie müsse dazu ganz ruhig werden, dann sehe sie, dass der Schlüssel innen, neben dem Schloss, an der Wand hänge. Durch ihre Panik hat sie den Schlüssel jedoch bis heute nicht gesehen. Tatsächlich, sie sieht ihn, nimmt ihn in die Hand und öffnet das Schloss. Die Gitterstäbe fallen nach außen runter. Sie krabbelt aus der Box, steht auf, streckt sich freudig und klettert dann auf die Kiste. Wie eine Siegerin steht sie nun auf der Kiste und jubelt lauthals. Plötzlich stehen viele Menschen um die Kiste herum und jubeln ihr voller Freude und mit einem tosenden Applaus zu.«

Diese Geschichte dauerte vielleicht 30 Sekunden. Für mich war das wie ein Mini-Traum. Ohne ihr die Geschichte zu erzählen, öffne ich die Augen und frage: »Hat sich etwas verändert? Beziehungsweise, wo auf einer Skala von 1–10 ist noch deine Panik eingestuft?« Es wird ruhig. Sie japst nach Luft und kann das Thema nicht mehr greifen. »Ähm, es ist wie weg?«, sagt sie. »Ich verstehe nicht ganz … Null!«

Nun erzähle ich ihr die Geschichte, damit auch ihr Verstand etwas Futter bekommt. Berührt füllen sich ihre Augen mit Tränen. Sie spürt sehr deutlich, dass es einfach weg ist. Tiefe Dankbarkeit löst das bei ihr aus. Die dynamische Frau wird ganz ruhig und umarmt mich. »Wie machst du das? Es ist weg!« Ich lache und freue mich mit ihr.

Beeindruckt stand während meiner Livebehandlung ihre Kollegin daneben und fragt mich nun: »Ich hatte lange Angst vor Mäusen. Diese Angst habe ich in der Therapie aufgelöst. Doch wir fanden nie den Grund der Angst heraus. Kannst du so etwas herausfinden?« – »Nun, alles ist Energie. Ich kann es versuchen«, sage ich. Schon fokussierte ich mich auf ihre Energie und sah, wie Mäusezähne Schokolade angeknabbert hatten. Da ich mit dem Bild nichts anfangen konnte, erzählte ich es. »Als Kind hatte ich immer Schokolade in meinem Kinderzimmer. Da hatte in der Tat einmal eine Maus Schokolade angeknabbert, ich erinnere mich.« Ich: »Ich bin der Meinung, dass du Angst hattest, dass du im Schlaf von einer Maus plötzlich angeknabbert oder gefressen wirst.« Ruhe kehrt ein. »Stimmt, ich hatte in der Tat Angst, die würde mich fressen. Das habe ich komplett vergessen. Danke dir, jetzt kann ich das Mauskapitel endgültig abschließen. Das ist sehr heilsam für mich.«

Ein paar Tage später schrieb mir Helena, die dynamische Frau, eine Dankes-E-Mail: »Lieber Bruno. Ich bin noch immer tief berührt und dankbar. Viele verschiedene Therapien habe ich versucht, nichts half. Dann du in der Hotelhalle, in nur 30 Sekunden. Ich kann mir das nicht erklären. Doch weg ist weg. Komplett, jenseits der Logik. Das Leben ohne Klaustrophobie ist extrem befreiend. 1000 Dank!«

Solche Behandlungen liebe ich. Sie gehen schnell und haben eine tiefe Wirkung.

Wenn Kunden in meine Praxis kommen, dann nehme ich mir in einem Energie-Coaching gern eine Stunde Zeit. Damit ich all die vielen Anfragen behandeln kann, habe ich vor ein paar Jahren Jutta Egger als Therapeutin eingestellt. Jutta arbeitet sehr ähnlich und unterstützt mich zum Teil während der Behandlungen. So kann ich mehrere Kunden pro Tag behandeln, ohne dass ich müde werde. Jutta habe ich vor knapp zehn Jahren bei einer gemeinsamen Ausbildung kennen- und schätzen gelernt. Sie hat schon vielen Menschen sehr geholfen, auch mir. So war sie auch bei folgender Geschichte dabei.

Kundengeschichte 2
40 Jahre Rückenschmerzen in wenigen Sekunden aufgelöst

Im September 2019 kam eine Mutter gemeinsam mit ihrer Tochter zu mir nach Winterthur in die Praxis. Sie waren aus Deutschland angereist. Die Mutter kam mit der Hoffnung, durch ein Energie-Coaching eine Verbesserung ihrer Rückenschmerzen zu erreichen. Diese plagten sie bereits seit 40 Jahren. Es beeindruckt mich sehr und ich bin zutiefst dankbar dafür, dass Menschen immer wieder von weither anreisen und mir ihr Vertrauen schenken. Jeden Tag gebe ich mein Bestes und versuche, tief greifend zu helfen.

Ein Energie-Coaching beginne ich allein, baue vorab das Gespräch mit dem Klienten auf und hole die Wünsche ab. In diesem Fall berichtete mir die deutsche Dame: »Ich habe seit 40 Jahren Rückenschmerzen!«

In der Zwischenzeit kam Jutta dazu. So können wir gemeinsam mehr erreichen in den 60 Minuten, als wenn ich allein bin. Wir behandelten den Rücken auf verschiedenen Ebenen und Stufen. Ich: »Was war denn vor 40 Jahren? Wie genau hat das begonnen?« Die deutsche Kundin erzählte, dass sie sich vor 40 Jahren einer Rückenoperation unterzogen hatte. Dabei bekam sie eine Spritze, und es wurde ein Katheter in den Rücken gelegt. Sie erzählte uns davon, wie schmerzhaft das gewesen sei. Der behandelnde Arzt hatte den Kanal nicht richtig getroffen, und es gab Komplikationen. Für uns waren das sehr wertvolle Informationen, denn von diesem Zeitpunkt an begann der Leidensweg dieser Frau. Es musste am Rücken energetisch etwas vorgefallen sein, das nicht hätte geschehen sollen.

In der Aurachirurgie geht man davon aus, dass sich alles in der Aura speichert. Wenn also Schläuche, Spritzen und Nadeln solche Schmerzen verursacht haben, sollte man diese Energie am Ort des Rückens abfühlen. Das machte ich. Mit einem sanften Ziehen, als wären die Schläuche noch drin, zog ich und fragte, ob sie das spüre. »Ja«, rief sie aufgeregt. Sanft zog ich die unsichtbaren, für die Kundin jedoch spürbaren Schläuche, Spritzen und Nadeln aus ihrer Wirbelsäule und so aus dem Rücken heraus. Ich weiß, und du hast absolut recht, das klingt total jenseits der Logik, doch bitte lies weiter. Wir behandelten die Wirbelsäule mithilfe verschiedener Methoden noch kurz weiter, stabilisierten und reinigten diesen Bereich, bis wir das Gefühl hatten, jetzt ist es okay.

Ich: »Können Sie mal aufstehen und im Zimmer umhergehen? Wie fühlt sich der Rücken an? Können Sie den mal bewegen?« Mit schnellen Schritten ging sie hin und her. »Ich fühle mich irgendwie leichter. Darf ich mich mal nach vorne beugen? Das tut nämlich immer sehr weh.« – »Ja, klar.« Schon begann sie sich nach vorne zu biegen. Wieder nach oben. Ihr Gesicht zeigte einen verwunderten Menschen. Dann bog sie sich hin und her, die Hände ins Kreuz nach hinten und wieder die Hände auf den Boden. Dann stand sie wieder normal und sagte: »Das kann doch nicht sein, das geht doch nicht. Ich spüre den Schmerz nicht mehr.« Wieder begann sie sich zu bewegen und suchte förmlich den Schmerz, doch der blieb weg.

Man stelle sich vor, 40 Jahre von Schmerzen geplagt und dann innerhalb von Sekunden alles weg. In diesem Moment realisierte sie, was geschehen war. Ihre Augen wurden feucht, und sie umarmte uns beide, Ausdruck einer tiefen Dankbarkeit, nach 40 Jahren Leidensphase endlich wieder schmerzfrei.

Ich bin überzeugt, es gibt viele gute Ärzte, und die Schulmedizin tut täglich ihr Bestes. Stell dir jedoch vor, unsere Klientin hätte sich aufgrund ihrer langjährigen Schmerzen erneut einer Operation unterzogen. Und stell dir andererseits vor, wie wir innerhalb von wenigen Minuten das Problem der Klientin in ihrem Energiefeld lösen konnten und die Schmerzen verschwanden. Kein chirurgischer Eingriff war nötig, lediglich eine Operation im Energiefeld, um einen nicht sichtbaren Schlauch aus der Wirbelsäule herauszuziehen.

Wenn wir mit mentaler Aurachirurgie operieren, dann ist das fast schon etwas Magie. Wer das zum ersten Mal hört, beginnt zu zweifeln, ob das wirklich möglich ist.

Doch nimm dazu einfach mal dein Smartphone in die Hand, und erkenne, was du damit alles machen kannst: Fotografieren, Musik hören, E-Mails, Texte, Audio und Bilder senden, Skype oder Face-Time bis ans Ende der Welt nutzen, Gamen, Kalender führen und natürlich telefonieren. Oder einfach nur eine Uhr oder Stoppuhr. Erinnere dich an deine Großeltern. Die hatten im Dorf nur ein einziges Telefon. Dann kam langsam der Siegeszug von Radio und TV, natürlich erst nur in schwarz-weiß ... Wenn du denen gesagt hättest, was einmal möglich ist, hätten sie dich eingesperrt.

Meine Arbeit ist jedoch nicht neu. Schon den alten Kulturen waren diese Energien mächtig und bewusst. Ich habe das Gefühl, wir haben es einfach etwas vergessen. Unsere Schulmedizin ist sicherlich nicht gerade daran interessiert, da es schon fast zu schnell geht und zu wenig Umsatz bringt. Oft ist es einfach auch Unwissen, also keine böse Absicht. Das muss hier klar betont werden. Machen wir dazu am besten eine Verständnisbrücke vom Sichtbaren ins Unsichtbare.

Vom Sichtbaren ins Unsichtbare

Dr. Cleve Backster, CIA, Lügendetektor-Test mit Pflanzen

Ein Mann namens Backster machte mit einem Galvanometer und einer Zimmerpflanze namens *Dracaena massangeana* verrückte Experimente. Cleve Backster war der führende Lügendetektor-Experte der CIA. Seine Pflanzenexperimente in den sechziger Jahren machten Schlagzeilen in der Weltpresse. Er konnte zeigen, dass Pflanzen Gefühle haben. Da er sehr wissenschaftlich vorging, nannte man das später den »Backster-Effekt«.

Sein Abenteuer begann 1966. Er untersuchte den fachgerechten Gebrauch von Lügendetektoren bei den Polizei- und den Sicherheitsbeamten aus aller Welt. Plötzlich hatte er eine Idee. Er befestigte die Elektroden eines seiner Lügendetektoren an einem Blatt der *Dracaena*. Die *Dracaena*, ein Drachenbaum, ist eine tropische Pflanze und gleicht einer Palme. Backster war neugierig, ob das Blatt reagieren würde, wenn er die Pflanze begoss, und wenn ja, wie und wie schnell. Doch das Galvanometer, also der Lügendetektor, reagierte nicht. Es gab keinen elektrischen Widerstand.

Er wusste, wenn man einen Menschen bedroht, kann man im Gerät eine Reaktion sehen. Ergo, er begann die Pflanze zu bedrohen. Er tunkte ein Blatt des Drachenbaums in die Tasse mit heißem Kaffee, die er gerade trank. Wieder zeigte die Messung keine Reaktion. Backster tippte mit einem Schreiber an die Pflanze. Nichts geschah. Er ging im Raum umher und überlegte: »Wie kann ich der Pflanze die größtmöglichen Schmerzen zufügen?« Dann hatte er eine Idee, er könnte sie verbrennen. In dem Moment, in dem er daran dachte, und noch bevor er nach dem Feuerzeug griff, schlug die Anzeige wie wild aus. Wohlbemerkt, er stand weit entfernt von der Pflanze und hatte sich nicht bewegt. Er hatte bloß den Gedanken, die Pflanze hatte also klar seine Gedanken gelesen.

Das führte ihn zu der Hypothese, dass die fünf Sinne des Menschen hemmende Faktoren sein könnten, die eine ursprüngliche »Primär-Wahrnehmung« überlagern, die möglicherweise der ganzen Natur gemeinsam ist. »Vielleicht sehen Pflanzen ohne Augen besser als wir Menschen mit ihnen«, so Backster.

An der Yale-Universität (USA) machte er dann unzählige Experimente mit verschiedenen Pflanzen und Früchten. Die Beobachtungsdaten waren alle sehr ähnlich und ergaben ein völlig neues Bild vom Leben. Er fand heraus, dass Pflanzen auch auf mögliche Gefahren von Tieren oder Menschen reagieren. So konnte man sogar einen Mörder stellen.

Seine Pflanze wusste, wann er vom 24 Kilometer entfernten New Jersey entschied, nach New York zurückzukehren. Als würde die Pflanze »aufatmen«. Mich erinnert das an das morphogenetische Feld, das der britische Autor und Biologe Rupert Sheldrake bekannt machte. Er ist Absolvent der ehrwürdigen Universität Cambridge, Research Fellow der Royal Society und Fachmann für Pflanzenphysiologie. Mit seinen Büchern über *Das schöpferische Universum* (1981) oder *Das Gedächtnis der Natur* (1988) wurde er berühmt. Menschen und Tiere haben telepathische Fähigkeiten, behauptet Rupert Sheldrake, seine unzähligen Experimente mit Hunden, Tauben und Menschen lassen uns ebenfalls staunen.

Unser unsichtbarer Körper

Hast du dir schon einmal durch ein Mikroskop angesehen, wie deine Zellen entstehen oder sich vermehren? Das ist unfassbar genial. Unser Körper ist einzigartig und individuell. Jeder Mensch ist ein einmaliger Fingerabdruck. Kein Körper, keine Seele gleicht der anderen. Täglich laufen in unserem Organismus komplizierte Vorgänge und chemische Reaktionen ab, damit alle Organe die lebensnotwendigen Funktionen erfüllen können.

Hast du gewusst, dass

- unser Körper aus ca. 50 bis 100 Billionen Zellen besteht?
- unser Körper rund 200 verschiedene Arten von Zellen hat?
- in einer Sekunde 50 Millionen Zellen absterben und genauso viele Zellen in der gleichen Zeit wieder gebildet werden?

- pro Tag somit ca. 50 bis 70 Milliarden Zellen sterben und wieder ersetzt werden? (Das sind mehr als das Zehnfache der aktuellen Weltbevölkerung!)
- die größte Zelle die Eizelle ist und die kleinste die Spermienzelle?
- die DNA nur der Bauplan ist?
- jedes Gen 30 000 unterschiedliche Proteine hat?
- unser Körper ca. 39 Billionen Bakterien hat?
- Knochen die wichtigsten Bestandteile unseres Skelettes sind?
- die Masse der Knochen 10 % unseres Körpergewichts ausmacht?
- z. B. unser Schädel aus insgesamt 29 Knochen besteht?
- die meisten Menschen nicht wissen, wo die Organe im Körper liegen und was genau deren Aufgabe und Funk tion ist? (Okay, beim Herzen weißt du es oder?)
- du 12 Hauptmeridianbahnen (Lebensenergie über den Körper) hast? (Viele kennen das aus der Akupunktur.)
- du 7 Hauptchakren hast, die feinstoffliche Organe und Energiezentren sind?
- jeder an den Handflächen Chakren hat und damit Energien fühlen kann?
- jeder Mensch eine Aura (Energiefeld) von 2 bis 3 Metern hat?
- im achten Chakra, eine Armlänge oberhalb des Kopfes, das Seelenchakra sitzt?
- jeder Mensch mit der Kraft der Gedanken sein Energiefeld, die Meridiane und die Chakren für die Gesundheit und die Selbstheilung nutzen kann?

Anhand dieser Zahlen ist bereits zu erkennen, dass unser Körper ein hochkomplexes Gebilde ist. Deshalb verdient er sehr viel Aufmerksamkeit und Hinwendung und eine besonders gesunde Ernährung, um alle diese hochsensiblen Systeme zu erhalten und zu schützen. Oder würdest du einem Baby einen Whisky geben? Wohl kaum. Dennoch behandeln viele ihren Körper genauso.

Der Körper ist einerseits nicht für Überfluss und Übermaß geschaffen wie andererseits für Entbehrung, Entzug, Mangel- und Unterversorgung. Es hilft uns hier bereits vom Kindesalter her, uns zu sensibilisieren und gesunde Essrituale zu lernen.

Es ist erstaunlich, wie lange ein Körper gesund bleiben kann, wenn er nur Pizza und Cola als Nahrung bekommt. Unsere Gedanken bei der Einnahme der Mahlzeit spielen eine wichtige Rolle. So ist Beten vor dem Essen plötzlich wieder sinnvoll, da es die Dankbarkeit für diese Nahrung steigert. Allein die Absicht der Dankbarkeit vor dem ersten Biss ist sehr viel wert. Wir fokussieren uns auf das, was gleich in unserem Körper landet. Wir steigern so die Achtsamkeit.

Deine Gedanken bilden deine innere Wahrheit. Diese innere Wahrheit bildet deine Lebensenergie. Die Lebensenergie stärkt unsere innere Energie, die aus einer anderen Frequenz besteht. Das ist somit ein wichtiger Schlüssel für deine Gesundheit.

Wir sind im Grunde alle nur Energie. Das spüren wir schnell, wenn wir unsere Hände reiben. Sie werden warm. Machen wir an dieser Stelle gleich ein kleines Experiment.

Schließe die Augen und reibe ca. zehnmal sehr schnell die Hände oder drücke kurz die Daumen in die Handballen. So aktivierst du deine Handchakren. Nun versuche ganz bewusst, dir einen transparenten Ball vorzustellen und diesen mit deinen Händen spielerisch zu halten. Fühle, wie du den Ball zwischen den Händen hältst. Spüre die Energie, wie sie immer stärker wird. Du weißt natürlich, dass du jederzeit in die Hände klatschen könntest, da ja kein echter Ball vorhanden ist. Dennoch spürst du diese Energie. Wir haben an unserem Körper unzählige solche Energiefelder. Wer sie kennt, kann sehr gezielt die Selbstheilung aktivieren, ankurbeln und nähren. Jeder Bauer weiß, was das heißt.

Du wirst in diesem Buch die einfachsten und besten Methoden lernen, wie du deine Energiefelder reinigen und pflegen kannst. Dabei hilft uns auch deine mentale Gedankenkraft.

Selbstheilungstipp 2
Ich bin mir bewusst, ich bin reine Energie. Diese Energie kann jederzeit verändert werden. Damit es meinem grobstofflichen Körper, mit 50 bis 100 Billionen Zellen, gut geht, ist gesunde Ernährung eine gute Idee. Meine 39 Billionen Bakterien muss ich nicht persönlich mit dem Namen kennen. Dennoch sind sie meine Freunde und stärken bedingungslos mein Immunsystem.

Wie kann ich glauben, dass es überhaupt Energie gibt?

Kirlianfotografie ist eine Art Energiefotografie, bei der das Energiefeld von Objekten und Lebewesen sichtbar gemacht wird. Man bezeichnet sie auch als Energetische oder Aura-Fotografie. Sie wurde vom sowjetischen Ehepaar Semjon Kirlian und Walentina Kirliana (Elektrotechnik-Ingenieur) durch Zufall entdeckt, als er einen medizinischen Apparat reparieren sollte, und ab 1937 entwickelt.

Die Kirlianfotografie beruht auf alten Ideen der chinesischen Medizin oder noch älteren Kulturen, dass jedes Objekt ein elektrisches Feld oder mit anderen Worten von einer Aura umgeben ist. Dies wurde weiterentwickelt, und man kann heute mit vielen Geräten das Energiefeld messen. In der Medizin, Bio-Physik oder Parapsychologie wurde weltweit der energetische Zustand von gestorbenen und lebenden Pflanzen, Tieren und Menschen untersucht und erforscht. Du kennst ja schon die Geschichte von Dr. Cleve Backster.

Nach und nach wurden auf dem Gebiet der Aura-Fotografie verschiedene Technologien entwickelt, die die menschliche Aura oder das elektromagnetische Feld erfassen sollten. Bis heute haben wir verschiedene Systeme wie PIP (Poly Kontrast Interference Photography), DAS (Digital Aura Scanning System), RFI (Resonant Field Imaging) usw., die die menschliche Aura erfassen und uns helfen, die subtilen Ungleichgewichte in unserem Körper zu erkennen.

Diese Lebensenergiebilder sind bei jedem Menschen unterschiedlich und zeigen, wie der physische und emotionelle Zustand eines Menschen ist. Bei physisch und emotional gesunden Menschen erscheint eine hohe strahlende Aura, ein schwaches Leuchten könnte auf eine Krankheit hinweisen.

Ich sehe und spüre diese Energiefelder auch ohne Messgeräte mit meinem inneren Auge. Das kann jeder lernen. Wir sind alle in der Lage, diese Energien zu sehen und zu spüren, wenn man weiß, wie es geht. Unsere alten Kulturen waren mit diesen Energien noch tiefer verbunden.

Die spannende Entdeckung bei der Kirlianfotografie ist, dass, wenn man einem Baumblatt einen Teil abreißt und es physisch nicht mehr da ist, es auf der Kirlianfotografie jedoch noch zu sehen ist. Für mich war sofort klar, wenn das bei einem Baumblatt so ist, dann sehen wir viele Bäume nicht mehr mit dem physischen Auge, auch wenn sie energetisch noch da sind. Ich ging in den Wald zu einem gefällten Baum, zu einem Baumstrunk. Meine Hand glitt vom Schnitt nach oben. Ich versuchte, den Rand bzw. die Baumrinde zu fühlen, dort, wo der Baum nicht mehr war. Und in der Tat, die Energie des Baumes war spürbar. Ich wiederholte das Experiment unzählige Male auch mit meinen Kindern. Wir stellten uns vor den Baumstrunk, schlossen die Augen, rieben die Hände und fühlten mit den Handflächen, den Handchakren, den Rand des Baumes, obwohl er nicht mehr zu sehen war. Ist das nicht unglaublich? So wiederholten wir es bei einem abgebrochenen Ast und vielen anderen Gegenständen. Ich lade dich ein, das auch mal zu testen.

Spinnen wir nun diesen Gedanken weiter, dann sind auch entnommene Organe in einem Körper noch spürbar

Wenn Stress krank macht

Unter Stress haben Menschen schon immer gelitten. Vor 100 Jahren musste man die Familie ernähren und sich vor der Kälte schützen. Obwohl wir heute eine Waschmaschine, eine Geschirrspülmaschine und eine warme Wohnung oder ein warmes Haus haben, müssen wir noch heute in der Arbeit oder zu Hause sehr viele Informationen verarbeiten. Wir alle haben den Drang, uns selbst zu verwirklichen. Ständig fragen wir uns, wie unsere Ansprüche und die Realität zusammenpassen. Das erzeugt Stress.

Wenn ich meine Ideen, Wünsche und Träume in innere Vorstellungen umwandle, muss ich die Projekte auf einer Zeitachse ablegen. Tue ich das nicht, habe ich innerlich ein Druckgefühl, dass ich noch so viel zu tun habe. Wenn ich falsch plane oder Menschen über meine Zeit verfügen, dann kann ich meinen inneren Vorstellungen nicht gerecht werden, und das erzeugt bei mir Stress.

Stress kann es geben,

- wenn eine Mutter für ihr supergut erzogenes und hochbegabtes Kind alles perfekt machen möchte.
- wenn die attraktive und lebenslustige Ehepartnerin alles perfekt machen muss.
- wenn der immer belastbare und zuverlässige Mitarbeiter in einem 80-%-Job alles perfekt erledigen will.

Die Gesellschaft verführt uns hier zu einer Rolle, der wir gerecht werden wollen. Doch ganz ohne Stress wäre unser Leben vermutlich schon etwas langweilig. Zu viel Stress löst jedoch Frühwarnsymptome aus. Wir können nicht mehr einschlafen, wachen mitten in der Nacht oder sehr früh morgens auf und fühlen uns gerädert. Wir springen nur noch hektisch zwischen verschiedenen Aufgaben hin und her und fühlen uns im Hamsterrad. Vielleicht fühlen sich andere sogar von uns gekränkt, weil wir gereizt reagieren und beleidigend sind. Wenn das so ist, dann ist der Moment gekommen, um zu handeln und um gegenzusteuern.

Du musst also im ersten Schritt erst einmal überhaupt erkennen, dass du gestresst bist und in welcher Phase du steckst. So kannst du sehr schnell dem Körper das Signal geben, dass er kein Stresshormon mehr ausschütten muss. Dann können auch deine Gedanken und Handlungen gezielt heruntergefahren werden.

Ich mache in diesen Situationen gern etwas total Gegensätzliches. Ich laufe dem PC oder Büro z. B. wortwörtlich davon: ab in den Garten, ein Spaziergang ohne Handy, mit geschlossenen Augen Musik hören oder etwas Spannendes lesen. Es ist ein inneres Loslassen, an dem der Verstand festhält.

Spätestens dann spüre ich, dass ich falsch geplant habe. Zu wenige Pausen oder eben zu wenig Zeit für das Tagesgeschäft. Das Tagesgeschäft mit dem Wichtigen und Dringenden muss mein Team für mich erledigen. So versuche ich, mir einen Stresspuffer einzubauen. Eine gute Planung ist für mich das A und O.

Ablenkung und nicht fokussiertes Arbeiten ist ein sehr großer Stressfaktor. Anders gesagt: Fokussiertes und geplantes Arbeiten inkl. Pausen für die Erholung, dazu mit Spezialmusik für das Gehirn, reduzieren den Stress. Und ganz wichtig: Einfach nur zu sein ist lebenswichtig, ganz ohne Plan. Wenn ich im Garten bin oder in der Natur, wenn ich meditiere, dann verfliegt die Zeit.

Selbstheilungstipp 3
Es gibt drei Stressphasen: 1. Alarm, 2. Widerstand und 3. Erschöpfung. Wenn ich mich in einer dieser Phasen befinde, lege ich gezielt eine Pause ein und entspanne mich. Einfach mal keine Termine und viel Zeit für mich zu haben, ist eine gute Idee. Wenn diese Zeit nicht kommt, dann muss ich mir diese Zeit nehmen. In der Ruhe liegt die Kraft.

Das Energiefeld reinigen in 3,5 Sekunden

Die Aura ist dein Energiefeld um dich herum. Du bist für dieses Feld verantwortlich, du beeinflusst es mit deinen Gedanken, mit deinem Körper und deinem Geist. Jeder hat es, ob er will oder nicht. Es gibt Menschen, die haben eine saugende oder eine blasende Aura. Das zu wissen ist sehr hilfreich, obwohl es vielleicht gerade etwas seltsam klingt, daher hier ein Beispiel.

Stell dir einmal vor, ein aufgewühlter und genervter Arbeitskollege kommt zu dir und erzählt dir sehr emotional eine Geschichte. Die Emotionen sind für dich deutlich spürbar. Sie sind wie emotionale Kuhfladen, die diese Person bei dir abgeladen hat und die nun eklig in deiner Aura kleben. Das geschieht jeden Tag und immer wieder. Irgendwann ist deine Aura völlig verdreckt. Viele Menschen leben so und haben keine Ahnung davon.

Oft hört man von weisen Menschen, man solle immer wieder seine Aura reinigen, nun weißt du auch wieso. In vielen Büchern und Seminaren wird erwähnt, man kann durch Meditieren die Aura reinigen. So soll man sich in einer Meditation einen Goldregen vorstellen, damit die Aura wieder sauber werde. Ich habe dies meinen Kunden erzählt, in der Hoffnung ihnen zu helfen. Da diese Meditationen jedoch 20 bis 30 Minuten dauern, hat der heutige Mensch keine Zeit dafür. In langer Arbeit habe ich mir überlegt, wie das schneller gehen könnte und 2017 eine Übung zusammengestellt. Diese habe ich an meinen Kunden immer wieder getestet, bis es dann in 3,5 Sekunden möglich wurde, die Aura zu reinigen und zu reparieren. Die Übung ist unbezahlbar leicht, wenn man weiß, wie es geht. Hier ist sie, exklusiv für dich:

Stell dir ein kleines süßes Bienchen vor, wie es im Swimmingpool auf der Wasseroberfläche gelandet ist und wild um Hilfe strampelt. Es ist am Ertrinken. Du, als lieber Mensch, bist der Retter in der Not. Bestimmt kennst du die Poolnetze mit den langen Stangen, mit denen man exakt solche Tierchen retten kann. Mit dem Nylonnetz tauchst du unter das Bienchen ins Wasser und hebst es vorsichtig heraus. Das Wasser fließt durch das Nylon- oder Fischernetz ab, die Biene kann trocknen und dank dir wieder in die Freiheit fliegen.

Nun stelle dir ein solches Nylon- oder besser ein sehr dichtes Fischernetz, als durchlässige Wand vor dir stehend, vor. Bitte beachte, dass die Aura rund um dich herum einen Durchmesser von mindestens zwei bis drei Metern hat. Stell dir weiter vor, dass dieses Fischernetz wie an einer Duschstange, oberhalb deines Kopfes angebracht ist. Wenn du deinen Duschvorhang bzw. dein Fischernetz über dich werfen würdest, dann würde der, angebracht an der Duschstange, hinter dir wieder herunterfallen. Wenn das Fischernetz immer gespannt ist, so wie das Poolnetz, dann gleitet das Fischernetz stramm um dich bzw. deine Aura herum.

Konkret: Du hältst mit beiden Händen das Fischernetz und schwingst es, geführt mit deinen Händen, über deinen Kopf. Das Fischernetz fällt hinter dir herunter. Deine Arme gehen nach unten und »holen« das Netz von hinten und schieben es in Gedanken DURCH den Körper. Dabei werden alle Zellen im Körper und auch die Chakren komplett gereinigt. Natürlich lässt du das Fischernetz nicht los, sondern wiederholst diese Übung noch zwei Mal, also insgesamt drei Mal.

Wenn du die Übung drei Mal wiederholt hast, kannst du dir im Weiteren vorstellen, wie das Netz schmutzig geworden ist. Werfe es in Gedanken bewusst nach rechts oder links von dir weg und stelle dir dabei vor, wie sich der Schmutz und das Fischernetz beim Wegwerfen komplett auflösen. Es entmaterialisiert sich. Bravo, du hast soeben das erste Mal deine Aura in kurzer Zeit gereinigt.

Nun hast du die Übung vielleicht mit vollem Körpereinsatz durchgeführt, hast deine Arme und Hände nach oben geschwungen, hast gespürt, wie das Netz hinter dir herunterfiel. Möglicherweise hast du außerdem mithilfe deiner Arme und Hände das Netz etwa auf Schulterhöhe durch dich hindurch gezogen. Eine regelrechte Turnübung.

Doch das Reinigen der Aura ist erst der erste Teil. Die Übung hat noch einen zweiten und letzten Teil. Viele Menschen haben eine Delle, einen Riss oder sogar ein Loch in ihrer Aura. Das ist grundsätzlich nicht schlimm und kann passieren, wenn man zu viel Last trägt, Probleme hat oder einfach nicht mehr in die Entspannung kommt. Wenn man dann jedoch endlich in die Entspannung gelangt, bricht die Aura auf, und man wird auf der Stelle sehr müde und weiß nicht warum.

Eine Aura regeneriert und repariert sich in der Regel im Schlaf automatisch. Doch wenn die Gedanken und das Nervensystem wegen Stress, Hektik, Druck, Sorgen oder anderem angetrieben nicht mehr zur Ruhe kommen, dann kann sich die Aura nicht mehr selbst regenerieren und braucht einen Impuls von außen. Das kann jemand von unserem Team sein oder noch besser: du selbst. So bist du nicht abhängig von anderen Menschen.

Neulich kam eine liebe Coiffeuse zu uns und erzählte, sie sei seit Monaten komplett erschöpft und fühle eine Dauermüdigkeit. Sie war schon beim Arzt, doch der hat nichts gefunden. Natürlich haben wir gleich die Aura gereinigt und repariert. Und siehe da: Nach wenigen Sekunden spürte sie hinter den Augen eine deutliche Entspannung. Nach ca. 15 bis 30 Sekunden war sie spürbar wieder fit. Sie fühlte sich hellwach. Auch bei ihrem Folgetermin, nach sechs Wochen, war sie topfit und im Leben wieder angekommen. Wer das fühlen kann, erlebt eine unglaubliche Stärkung fast per Knopfdruck in sich hochkommen.

Um die Aura zu schließen, muss man wissen: Der Fokus folgt der Aufmerksamkeit. Wenn ich etwas einen Impuls gebe, dann stoße ich es an. Meine Gedanken führen zum Ziel. Mit dem Körper zusammen habe ich eine starke Kraft, der Materie oder der Energie einen Impuls zu geben. Und so geht das:

Stell dir vor, deine Aura ist ein riesiges zwei bis drei Meter großes Ei. Genauso kannst du dir die Form deiner Aura vorstellen. Du stehst in diesem Ei, und das Ei hat einen Riss, eine Delle oder ein Loch. Strecke nun deine Arme nach oben über deinen Kopf, bis die Hände zusammenkommen. Sage dann: »Meine Aura ist ganz!« Während du das sagst, gehen deine Arme gestreckt nach unten, so als ob du in deiner Vorstellung mit deinen Händen die Innenfläche deines Eis berührst und fühlst, alles ist ganz. Nimm im nächsten Schritt wieder beide Arme nach oben hoch, bis sich beide Hände wieder mit gestreckten Armen berühren. Führe nun die linke Hand vor deinem Körper herunter und die rechte Hand hinter deinem Körper. Sage dabei erneut den Satz: »Meine Aura ist ganz!« Wiederhole, wenn du das Gefühl hast, es ist für dich nötig, dies noch ein drittes Mal, nur sollte diesmal die rechte Hand vorne sein und die linke Hand hinten.

Hatte deine Aura ein Loch, eine Delle oder einen Riss, dann spürst du dies nun deutlich hinter deinen Augen, denn diese beginnen sich sogleich zu entspannen. Faszinierend! Nach weiteren 10, 20 oder 30 Sekunden wirst du dich vital und ganz fühlen. Achte auf deine Vitalität. Um dich noch mehr zu schützen, kannst du eine goldene oder weiße Energie um dich herum visualisieren. Wie die Schale eines Apfels bist du nun gut vor Fremdenergien geschützt und gestärkt.

Wenn du nun das Fischernetz (Teil 1) und »die Aura ist ganz!« (Teil 2) zusammen nimmst, dann geht das in 3,5 Sekunden. Doch wie ich zu sagen pflege, dies war erst die Amateurversion. Willst du die Profiversion noch kennenlernen? Hier ist sie:

Bei der Profiversion stellst du dir Folgendes vor: Du stehst in einer 10 cm großen Version deiner Selbst auf Herzhöhe vor dir. Dann schwingst du das Netz drei Mal um dich herum und wirfst es weg. Funktioniert ebenfalls gut. Dazu nimmst du deine Zeigefinger und gleitest damit anstelle deiner Arme und Hände um deine kleine Aura und sagst: »Meine Aura ist ganz!« Das war es schon. Es gibt sogar noch eine Expertenversion. Willst du die auch kennenlernen? Okay, weil du es bist: Hierbei stelle ich mir alles nur noch in Gedanken vor. Der Fokus folgt der Aufmerksamkeit! Je mehr du übst, umso besser wird es dir gelingen.

Wie oft ich die Aura reinige? Nun, wie oft am Tag wäschst du dir deine Hände? Genau, mehrmals am Tag. Genauso halte ich es mit dem Reinigen meiner Aura. Morgens im Bett oder beim ersten Kaffee, mittags nach dem Essen, in den Pausen, an der Tankstelle, an der Kasse im Supermarkt, abends im Bett. Egal wann und wo, ich reinige immer gern meine Aura. Natürlich würdest du im Supermarkt nicht sehen, wie ich Arme und Hände nach oben und unten schwinge; ich führe die Reinigung in Gedanken durch. Auch unser Haus reinige ich jeden Tag auf diese Weise und mit der Aura meiner Kinder halte ich es genauso. Abends im Bett stelle ich mir vor, wie ich ihre Aura reinige und sehe eine kraftvolle und ganze Aura. Um die Übung an meinen Kindern zu machen, brauche ich nicht in ihre Zimmer zu gehen. Meine jüngste Tochter rief früher in der Nacht oft nach uns. Seit ich ihre Aura reinige, schlafen alle meine Kinder durch. Mit der regelmäßigen Reinigung kann sie herrlich durchschlafen.

An dieser Stelle eine wichtige Bemerkung: Wenn du diese Übung am Abend im Bett machst, dann wirf bitte das Fischernetz nicht in die Richtung deines Partners, sondern natürlich auf die andere Seite! Auch mache ich die Aurareinigung nicht für andere Menschen. Selbst meine Ehefrau macht das selbst, sie ist alt genug.

Nun wünsche ich dir mit dieser Übung viel Spaß. Du wirst feststellen, sie wird dein Leben maßgeblich positiv beeinflussen. 3,5 Sekunden, die dein Leben für immer verändern können.

Selbstheilungstipp 4
Mein Energiefeld, die Aura, in 3,5 Sekunden zu reinigen und wieder fit und gesund zu machen, ist ein großes Geschenk für mich, das ich ab jetzt täglich mehrmals praktiziere. Wenn ich nur etwas aus diesem Buch mitnehme, dann sind es diese 3,5 Sekunden. Die lohnen sich sehr.

Kundengeschichte 3
Das weinende Herz

Anne steht vor mir, und ich fühle ihr Energiefeld ab. Das verläuft immer berührungsfrei. Blockaden, die man in der Energie spürt, kann man so leicht reinigen und entfernen. Bei Anne jedoch bleibe ich auf der Höhe des Herzens »hängen«. Die gefühlte Herzenergie strahlt intensiv in die Aura hinaus. Ich versuche, die Energie wahrzunehmen, und bleibe nur beim Fühlen.

Anne sieht entspannt aus. Ihre private Energie ist reduziert, das sehe ich. Trotz ihres gelassenen Gesichts scheint es ihr nicht super zu gehen. So macht auch das Störfeld vor dem Herzen Sinn. Dann höre ich plötzlich ein stilles Weinen. Ich öffne meine Augen, um mich auf die Umgebung im Raum zu konzentrieren. Weint da ein Kind im Warteraum? Es ist still. Ich scheine mich geirrt zu haben und schließe wieder die Augen. Dann höre ich es wieder. Es ist ihr Herz. Es weint. Intuitiv nehme ich mit dem Herzen mental Kontakt auf und frage, warum es traurig ist. »Ich bin so allein«, sagt das Herz. Ich sage in Gedanken: »Was brauchst du denn?« Herz: »Liebe und Aufmerksamkeit.« Ich: »Ich werde es Anne sagen, es geht dir gleich besser.«

Ich öffne die Augen und frage Anne: »Ist bei dir gerade viel los?« Anne: »Ja, sehr.« – »Wie geht es dir privat?« Da lässt Anne ihre Maske fallen und beginnt zu weinen. Sie erzählt mir von ihrer Trennung mit allen weiteren Problemen. »Fühlst du dich allein?« Anne: »Ja, sehr.« – »Was denkst du, wie es deinem Herz geht?« Sie: »Keine Ahnung. Vermutlich nicht gut.« Ich: »Willst du es fragen?« Anne: »Was? Wie denn?«

»Lege deine Hand auf dein Herz und schließe die Augen. Kannst du es fühlen?« Anne macht das sehr gut. Schnell ist der Kontakt mit ihrem Herzen da, und wir können das weinende Herz beruhigen. Für sie ist es sehr hilfreich, mit ihrem Herz zu sprechen. Sie fühlt sich plötzlich nicht mehr so allein. Sie fühlt, wenn ich dem Herz gut zurede und es in ein Gespräch verwickle, dann geht es ihr besser. Sie macht das wirklich beeindruckend schnell und gut. So geht es ihr rasch wieder besser.

Ihr Herz war gesund, doch es hatte großen Stress und war dazu sehr angespannt. Es brauchte einfach die Information: »Ich liebe dich, alles ist gut!«, und schon beruhigen sich Anne und ihr Herz sichtbar.

Herzkommunikation

Die eigene Wahrnehmung zu schärfen, heißt immer auch, sich selbst zu reflektieren, an sich selbst zu glauben, zu wissen, wie und wo man im Leben steht und was man tut. Für mich als Energie-Coach ist es von großer Bedeutung, auf meinem Seelenweg unterwegs zu sein. Den eigenen Seelenauftrag zu kennen, gleicht dem berühmten »Sahnehäubchen« im Leben. Um dies herauszufinden und immer wieder zu überprüfen, ist es wichtig, wiederholt in sich hineinzufühlen.

Ich lege dazu gern eine Hand auf mein Herz. Damit ich das nicht vergesse, war für mich zu Beginn ein Ritual nötig. Ich fand für mich den Freitag sehr passend. Darum: Jeden Freitagabend frage ich auf diese Weise mein Herz, wie es sich fühlt, ob es ihm gut geht und ob ich auf dem richtigen Weg bin. Wenn ich so meinem Herzen nachspüre, kann ich fühlen, wie es ihm dabei geht. Mit den Worten »ich liebe dich« gebe ich einen Impuls und beobachte, was sich verändert. Im Gespräch mit meinem Herzen frage ich es ganz konkret: »Was möchtest du mir sagen? Brauchst du etwas? Kann ich etwas für dich tun?« In einer Phase meines Lebens, in der ich viel Stress von außen spürte und ihn auch selbst als solchen empfand, war die Antwort meines Herzens deutlich hörbar: »Meditiere, entspanne dich, komme in die Ruhe, meditiere.« Normalerweise meditiere ich morgens, irgendwo zwischen 7 und 9 Uhr, für ca. 20 bis 30 Minuten. In dieser anstrengenden und turbulenten Phase jedoch vergaß ich, morgens zu meditieren, und ging nach der täglichen Morgenroutine direkt zur Arbeit. Meine Kraftquelle, das Aufladen meines Akkus, ließ ich aus. Ganz wunderbar also, wenn mich mein Herz wieder daran erinnert, meine Kraftquelle zu nutzen und wieder zu meditieren. Solche Impulse sind sehr wertvoll. Wenn man die Botschaft der Impulse dann auch umsetzt, ist man einem Geheimnis auf der Spur für die Selbstheilung.

Selbstheilungstipp 5
Ich lege einmal in der Woche meine Hand auf mein Herz und frage, wie es ihm geht. Ich höre dabei gezielt auf mein Herz, denn so wird mein Leben immer leichter und leichter. Mit Meditieren zapfe ich meine Kraftquelle an.

und energetisch vorhanden. Das hat Vor- und Nachteile. In unserer Praxis harmonisieren wir so etwas oft an Klienten.

Dr. Konstantin G. Korotkov entwickelte die Kirlianfotografie weiter. Er führte in Russland viele internationale wissenschaftliche Kongresse durch, wo Wissenschaftler aus 46 Ländern ihre Ergebnisse mit dieser Technik vorstellten. Zum Beispiel wurde durch das Energiefeld eine Frühdiagnose bei Krebs erkannt. Auch konnte durch die Kamera die Einnahme von Drogen, Alkohol, Rauchen oder Stress nachgewiesen werden. All das wirkte negativ auf die Energie. Obwohl es für viele Wissenschaftlicher schwer zu glauben ist, dass diese Leuchtkraft unseren seelischen und körperlichen Zustand repräsentiert, arbeite auch ich seit vielen Jahren sehr gezielt damit. Jedoch ohne Kirlianfotografie, sondern mit meinem dritten Auge. Ich beobachte und bestätige diese Energien und die darin gesehenen und möglichen Krankheiten. Das Energiefeld ist zeitlich dem Körper voraus oder der Körper folgt bedingungslos dem Energiefeld.

Korotkov bringt es bei der Meisterschaftskonferenz 2010 in den USA auf den Punkt. Im Leben jedes Menschen gibt es immer wieder Stress und Spannung. Viele körperliche Probleme beruhen exakt auf der Ebene von Stress und Spannung, 90 % des menschlichen Handelns finden unter ständiger Anspannung statt, das reduziert die Lebensenergie.

Das Gesetz der Anziehung und der Resonanz

Gleich und Gleich gesellt sich gern. Das weiß auch der Volksmund. Was wir denken, sagen und tun, zieht seinesgleichen an und bringt entsprechende Dinge, Erfahrungen und Menschen in unser Leben. Dein persönliches Verhalten bestimmt deine persönlichen Verhältnisse und deine gesamten Lebensumstände. Das ist der Grund, warum es vielen Menschen schwerfällt, sich aus unglücklichen Lebenssituationen zu befreien: Gleiches zieht Gleiches an und wird durch Gleiches verstärkt. Ungleiches stößt einander ab. Negativität zieht Negatives an, Dunkles zieht Dunkles an, Hass zieht Hass an, Angst zieht Angst an, Sucht zieht Sucht an, Aggressivität zieht Aggressivität an – und wenn wir nicht innehalten und umkehren, setzen wir eine Spirale nach unten in Gang, die irgendwann nicht mehr zu stoppen ist und zu Depression, Verzweiflung, Unglück und im schlimmsten Fall zum Tode führt.

Wir müssen zuerst glücklich SEIN, um Glück zu erfahren. Das SEIN kann nur durch unsere Gedanken entstehen. Wir müssen unsere Gedanken nach dem SEIN richten und alle Gedanken, die dem SEIN entgegenwirken, fernhalten und verbannen. Dann wird auch unser Handeln danach bestimmt, und schließlich können wir mithilfe unserer positiven Gedanken noch mehr Positivität anziehen. Du bist, was du tust. Du ziehst all das in dein Leben, was deinen täglichen Handlungen, Gedanken und Emotionen entspricht.

Das »Tu so als ob« ist dafür das mächtigste und einfachste Prinzip, um Fülle anzuziehen. Im Frühling 2003 habe ich mir so meine Traumfrau bestellt. Ich tat so, als wäre sie schon da. Fünf Wochen später begegneten wir uns. (Die genaue Geschichte dazu findest du in meinem Buch: *Jenseits der Logik.*)

2013 habe ich das Gleiche mit meiner Praxis gemacht. Obwohl mein Verstand etwas Mühe hatte, tat ich so, als hätte ich eine erfolgreiche Praxis. In der Tat wurde es so, und ich bin über Monate ausgebucht.

Im August 2019 saß ich in unserem Garten und spürte, wie uns die Arbeit über den Kopf wuchs. Die Anfragen nahmen konstant zu, und ich kam mit meinen Projekten nicht mehr nach. Ich spürte die sanfte Überforderung in mir. Dieses Gefühl hatte ich jedoch schon einige Wochen zuvor. Nun stellte ich mich dem Gefühl und »bestellte« einen Mitarbeiter, der uns hier optimal unterstützt. In meiner Vorstellung war da plötzlich ein Mensch, der mithalf, die Projekte umzusetzen. Ich tauchte in das freudige Gefühl ein und spürte, wie sich plötzlich alles sehr leicht anfühlte. Natürlich war das in der Realität noch nicht so, doch in meiner Phantasie schon. Ich bat mein inneres Team um klare Unterstützung. Hier stelle ich mir immer ein paar Engel vor, die mich beobachten. Diese haben im Himmel ein riesiges Netzwerk von anderen Engeln, an die sie dann meine Wünsche weitererzählen: »Bruno möchte das Gefühl fühlen, bei dem er von einem Mitarbeiter optimal unterstützt wird.«

Zwei Tage später, und das ist kein Witz, schreibt mir eine liebe Kundin, ob ihr Sohn bei uns ein Praktikum machen könnte. Eine Woche später begann er bereits in unserer Firma mit den ersten Projektarbeiten. Ich danke dir von Herzen, lieber François. Du hast das super gemacht.

Übrigens: Gemäß dem schweizerischen Bundesamt für Statistik (BFS) glauben 58 % der Frauen in der Schweiz an Engel und übernatürliche Wesen. Etwa gleich viele vertrauen auch in Heiler und Hellseher. Bei den Männern sind es ca. 45 %.

Sind Frauen darum besser in ›Bestellungen‹? Wohlgemerkt, hier meine ich nicht das Online-Bestellen bei Amazon oder Zalando. Engel hin oder her, ob dieser schnellen Lieferung war selbst ich überrascht und freute mich sehr. Zufall? Sicher nicht. Ich bedankte mich sehr bewusst aus tiefstem Herzen beim Universum.

Das Gesetz der Resonanz ist mein Lieblingsgesetz. Darum noch ein Beispiel. Immer wieder kommen Kundinnen zu uns in die Praxis und haben es schwer in ihrer Beziehung. So war neulich die eher schüchterne Sandy bei mir.

Sie sagte mir: »Bruno, ich habe Angst, dass ich meinen Partner verliere.« – »Warum?«, fragte ich. Man spürte förmlich ihr ängstliches Verhalten. Das strahlte sie auch ihrem Partner gegenüber aus. Unsicherheit ist die Folge, also nicht gerade förderlich für ihre Beziehung. Sie: »Ich merke, wie mein Mann allmählich das Interesse an mir verliert. Mich macht das sehr traurig. Ich will das ja nicht. Doch ich spüre, dass meine Befürchtungen und Ängste Realität werden. Alles scheint immer näher und näher zu rücken, obwohl ich das ganz und gar nicht möchte.« Sie begann zu weinen.

Ich wartete etwas und gab ihr Raum für ihre Gefühle, dann sagte ich: »Und wenn du in die andere Kasse einbezahlen würdest?« Sie blickte mich mit einem Fragezeichen im Gesicht an. »Du hast Angst, deinen Partner zu verlieren, oder?« – »Ja.« – »Wenn man davon ausgeht, dass dein inneres Gefühl Resonanzen anzieht und sich so vermehren möchte, dann müsste man ja auf die Freude einzahlen, dass du eine gute Beziehung hast.« – »Das habe ich aber nicht«, entgegnete sie in Windeseile und mit einem energischen Unterton.

»Mag sein. Machen wir ein Spiel?«, fragte ich. »Ja.« – »Lass uns mal so tun, als hätte deine Beziehung einen unerwarteten Aufschwung. Unternimm gezielt mit deinem Partner etwas und liebe ihn bedingungslos. Konzentriere dich bewusst auf die Energie in der Beziehung, in der alles gut läuft. Erinnere dich bewusst an schöne vergangene gemeinsame Erlebnisse und erschaffe bewusst im Geist und in deiner Phantasie schöne Momente. Gehe in das Gefühl. Wie fühlt es sich an? Verstärke es in allen Sinnen. Lass Sorgen wie eine Wolke weiterziehen und sage dir, ja, ich mache bewusst dieses Spiel mit. Okay?«

Sandy stimmte zu und wir begannen noch im Coaching, uns in diese Möglichkeit einzutauchen.

Und was geschah? Die Sorgen verschwanden mit der Zeit immer mehr, bis sie sich ganz auflösten. Die Beziehung wurde stabil, und Sandy ist noch heute glücklich mit ihrem Partner zusammen.

Negative Gedanken, die du hegst, werden sich mit der Zeit immer weiter verstärken, je mehr Beachtung du ihnen schenkst. Du kannst erst aus dem Kreislauf entfliehen, wenn du deine Art zu denken änderst. Auch wenn ich dich sympathisch finde, ich kann das nicht für dich machen. Du bist dein eigener mentaler Magnet. Denkst du über Positives nach, wirst du mit der Zeit noch mehr Positives anziehen. Achte deshalb immer wieder sehr gezielt darauf, welche Qualität deine Gedanken haben, denn sie bestimmen dein Leben. Schlimme Nachrichten belasten dein Unterbewusstsein unnötig. Betreibe bewusst Gedankenhygiene. Beobachte deine Gedanken, und staune über dein Denken.

Deine Gedanken wirken immer, zu jeder Zeit, in jeder Situation. Sie nähren dein Bewusstsein. Wenn du diese weisen Worte verstehst und sie in deinen Lebenssituationen deuten kannst, verschaffst du dir einen mächtigen Vorteil für dein Leben und deine Gesundheit. Du begreifst, dass du der Schöpfer deines Lebens bist und deine Umstände selbst in der Hand hast. Du bist der König von deinem Land!

Lebe das Leben, welches du auch immer wünschst. Du musst dich nur dazu entscheiden und mithilfe deiner Gedanken dein Wunschleben Stück für Stück heranziehen.

Handle richtig auf vermeintliche Rückschläge oder Tiefpunkte und gehe lehrreich damit um. Was macht das mit deinem Denken? Dadurch, dass du merkst, dass dein Inneres dafür verantwortlich ist, wie die Welt um dich herum scheint, entwickelst du eine tiefe spirituelle Verbundenheit. Du begreifst, dass du Körper, Geist und Seele bist und dein Leben mehr ist, als die Spitze des Eisbergs.

Placebos in der Medizin

Wie erwähnt, haben wir viele Klienten mit chronischen Leiden. Etliche waren schon bei Ärzten. Diese Arztgespräche haben oft eine tiefe Wirkung hinterlassen. Darum ist es wichtig zu fragen: In welche Richtung lenkt der Arzt deine Gedanken und deinen Glauben? Damit dir die Kraft dieser Worte bewusst wird, habe ich dir ein paar extrem spannende Geschichten über Placebos in der Medizin herausgesucht.

Anfang 2011 veröffentlichte der Wissenschaftsbeirat der Bundesärztekammer neue und unglaubliche Forschungsergebnisse (siehe hinten unter *Placebo in der Medizin*) Wenn jemand ein *Placebo* (Scheinmedikament) bekommt, zum Beispiel in Form einer Tablette, dann registriert der Körper offensichtlich, dass in dieser Tablette kein Wirkstoff enthalten ist. Glaubt dieser Mensch jedoch, ein wirksames Medikament erhalten zu haben, dann macht sein Unterbewusstsein aufgrund der positiven Erwartungshaltung etwas absolut Unglaubliches: Es veranlasst im Gehirn die Ausschüttung von Botenstoffen, die im Körper dafür sorgen, dass die fehlenden Wirkstoffe einfach selbst hergestellt werden! Interessant ist jedoch, dass der Körper nicht unbedingt die gleichen Stoffe herstellt, die angeblich im Medikament enthalten waren. Das Unterbewusstsein veranlasst sehr häufig die Produktion völlig anderer Stoffe, die jedoch gleichermaßen die erwartete Medikamentenwirkung bewirken. Die Wirkung der selbst hergestellten Stoffe kann der des Medikamentes sogar überlegen sein. Der Placebo-Effekt ist daher laut Bundesärztekammer nicht auf eine Begleiterscheinung (Epiphänomen) reduzierbar, sondern hat eine eigene neurobiologische Basis. Erklären kann man die Existenz des Placebo-Effektes mit den derzeitigen wissenschaftlichen Weltanschauungen jedoch nicht. Auch kann er (noch nicht) bei allen Patienten zuverlässig ausgelöst werden, da bislang noch nicht alle Faktoren dazu vollständig erforscht sind. Die Macht, die unsere Erwartungshaltung auf unser Unterbewusstsein und damit auf Körper, Seele und Geist ausüben kann, ist schier unglaublich, und die Grenzen dieser Macht sind noch längst nicht ausgelotet.

Die bisherigen Forschungsergebnisse sind überaus beeindruckend. Placebos werden nach Aussage der Bundesärztekammer z.B. nach Organtransplantationen eingesetzt, um die Abstoßung des fremden Organs zu verhindern, sie helfen bei fast allen Arten von körperlichen und seelischen Schmerzen, Allergien, Asthma, Autoimmunkrankheiten, Reizdarmsyndrom, Bluthochdruck, Parkinson usw. Gleichzeitig helfen sie auch bei sehr vielen geistigen Erkrankungen wie Depressionen, Burn-out, Ängsten, Neurosen etc.

Die Effektivität des Placebos scheint dabei sehr stark davon abhängig zu sein, wie sehr sich die Erwartungshaltung des Patienten auf den Glauben an die Wirksamkeit seiner Behandlung stützt. Es gibt unzählige von Ärzten dokumentierte Fallbeispiele zum Placebo-Effekt, die über die genannten Phänomene sogar noch weit hinausgehen.

Eines der erstaunlichsten wurde 1957 von Dr. Bruno Klopfer im *Journal of projective techniques* veröffentlicht.

Dr. Bruno Klopfer berichtete von einem Patienten (Mr. Wright) mit sehr weit fortgeschrittenem Lymphknotenkrebs. In seinem gesamten Körper hatten sich große Tumoren entwickelt. Damals wurde gerade eine Studie mit dem Wirkstoff Krebiozen durchgeführt, der von den Medien als Wunderwaffe gegen Krebs angepriesen wurde. Mr. Wright las davon und drängte darauf, unbedingt in diese Studie mit aufgenommen zu werden. Obwohl das Stadium seiner Erkrankung für diese Studie viel zu weit fortgeschritten war, machten die Ärzte aus Mitgefühl eine Ausnahme – ohne jedoch tatsächlich ein Resultat zu erwarten. Was dann geschah, erschien den Ärzten wie ein Wunder. Mr. Wright nahm zu, sah besser aus, fühlte sich besser und seine Tumoren schrumpften in kürzester Zeit so stark, dass sie kaum noch ertastet werden konnten. Sein Zustand verbesserte sich fortwährend, bis die Zeitungen nach ein paar Monaten davon berichteten, dass Krebiozen die in diesen Wirkstoff gesetzten Erwartungen leider doch nicht erfüllt hätte. Nachdem Wright diese Berichte gelesen hatte, verlor er sofort wieder an Gewicht und seine Tumoren wuchsen wieder. Im Bewusstsein, dass es sich bei der Genesung von Mr. Wright um einen Placebo-Effekt gehandelt haben musste, erzählten die Ärzte ihm, die erste Lieferung Krebiozen, die das Krankenhaus erhalten hatte, sei tatsächlich nicht so wirksam gewesen. Das Labor habe inzwischen jedoch den Fehler behoben, sodass das Mittel jetzt seine volle Wirkung entfalten würde. Daraufhin erhielt Mr. Wright erneut Spritzen, jedoch nicht Krebiozen, sondern lediglich sterilisiertes Wasser. Tatsächlich verbesserte sich sein Zustand erneut auf die gleiche dramatische Weise wie zuvor durch Krebiozen. Es ging ihm so lange besser, bis einige Monate später regionale Zeitungen davon berichteten, dass der American Medical Association zufolge Krebiozen gegen Krebs völlig unwirksam sei. Als Mr. Wright davon erfuhr, wuchsen seine Tumoren sofort wieder, und er starb nach wenigen Wochen.

Zu diesem Fallbeispiel gibt es einige übertriebene Darstellungen im Internet, die vermutlich im Laufe der Jahre immer mehr aufgepeppt wurden. Die vorliegende Darstellung stammt von Dr. Howard Brody, Arzt und Professor für medizinische Ethik an der Michigan State University (Brody, 2002, S. 16–17).

Unser Unterbewusstsein und unser Körper sind offensichtlich zu den erstaunlichsten Dingen fähig, wenn wir eine Heilung aus welchem Grund auch immer erwarten. Ebenso wie beim Placebo-Effekt veranlasst unser Unterbewusstsein auch beim Noncebo-Effekt über die Ausschüttung von Botenstoffen im Gehirn die Produktion körpereigener Wirkstoffe, die die von uns erwarteten körperlichen, seelischen oder geistigen Probleme auslösen.

Wie weitreichend die Folgen unserer Erwartungshaltung dabei sein können, beschreibt das Fallbeispiel von Mrs. S., das vom Kardiologen Dr. Bernard Lown (Erfinder der Defibrillation, Friedensnobelpreis 1985) dokumentiert wurde (ebd., S. 20–22).

Mrs. S. litt an einer nicht lebensbedrohlichen Herzklappenerkrankung namens Trikuspide Stenose und an einer leichten Herzinsuffizienz (Herzmuskelschwäche), die erfolgreich mit Medikamenten kontrolliert wurde. Mrs. S. ließ gerade im Krankenhaus turnusmäßig eine Routineuntersuchung durchführen. Ihr Zustand war wie üblich stabil. Bei der Visite kam der Oberarzt mit einer Schwadron von Assistenzärzten ins Krankenzimmer, wie es damals üblich war. Da es gegenüber den Assistenzärzten nicht viel Bemerkenswertes zu berichten gab, fasste der Oberarzt den Fall von Mrs. S. folgendermaßen zusammen: »Diese Frau hat TS!« TS war unter Kardiologen eine gängige Abkürzung für Trikuspide Stenose. Danach verließen die Ärzte das Krankenzimmer, ohne Mrs. S. weiter zu beachten. Kurz darauf kam der damalige Assistenzarzt Dr. Lown zu Mrs. S. zurück und war sehr überrascht, dass diese völlig panisch war. Als er sie fragte, was los sei, antwortete diese, der Oberarzt hätte gesagt, dass sie mit Sicherheit sterben werde. Er hätte gesagt, sie habe TS, und sie wüsste ganz genau, dass dies terminale (zum Tode führende) Situation heißen würde. Dr. Lown versuchte ihr klarzumachen, dass TS nicht terminale Situation, sondern Trikuspide Stenose bedeuten würde, was Mrs. S. jedoch nicht annehmen konnte. Sie wisse ganz genau, was wirklich los sei, murmelte sie immer wieder wie in Trance. Sie war absolut überzeugt, Dr. Lown würde nur versuchen, sie vor der schrecklichen Wahrheit zu bewahren. Obwohl es keinerlei Anzeichen dafür gab, dass sich ihr eigentlich unbedrohliches Herzleiden signifikant verschlechtert hätte, verstarb Mrs. S. noch am gleichen Tag, ohne dass die Ärzte etwas dagegen tun konnten.

Die Macht, die unsere auf Überzeugung gestützte Erwartungshaltung auf Körper, Geist und Seele ausüben kann, ist offensichtlich mehr als gewaltig. Das Auslösen eines starken *Nocebo-Effektes* über eine negative Erwartungshaltung vollzieht sich dabei leider einfacher, als das Auslösen eines positiven *Placebo-Effektes,* da wir aus Sicherheitsgründen häufiger dazu neigen, eher vom Negativen auszugehen. Natürlich ist die Existenz des Placebo- und des Nocebo-Effektes kein absoluter Beweis dafür, dass unser Bewusstsein unsere gesamte Realität gestaltet. Diese Effekte dokumentieren lediglich den gigantischen Einfluss unserer auf Überzeugungen gestützten Erwartungshaltung auf Körper, Geist und Seele. Da in unserem Universum jedoch alles nach den gleichen Naturgesetzen aufgebaut ist, ist es sicherlich nicht allzu weit hergeholt, dass auch unsere Realität nach dem gleichen Prinzip funktionieren könnte wie Körper, Geist und Seele. Das würde bedeuten, dass unsere gesamte Realität sich genau wie Körper, Geist und Seele nach Kräften bemühen würde, unsere Erwartungshaltungen zu erfüllen. Und diese Erwartungshaltung ist genau das, was wir denken. Bewusst, aber zum größten Teil auch unbewusst. Es sind unsere Überzeugungen und unsere Aufmerksamkeit auf die jeweiligen Ergebnisse.

Deine Gedanken und dein Glaube über die Dinge hier auf der Erde fokussieren dich auf das, was du bist. Wecke bewusst diesen inneren Heiler für deine Selbstheilung.

Knie-OP

Eine im Jahre 2002 im New England Journal of Medicine veröffentlichte Studie der »Baylor School of Medicine«, Houston, überwachte Patienten mit schweren Knieschmerzen, die sich operieren lassen wollten (Moseley et al., 2002). Dr. Bruce Moseley, der Leiter der Untersuchung, wusste, dass Knie-OPs seinen Patienten halfen. Und er bekannte außerdem, dass »alle guten Chirurgen wüssten, dass es im Bereich der Operation keinen Placebo-Effekt gibt.«

Er wollte für sie herausfinden, welche Art von Operation seinen Patienten am besten half, und teilte die Patienten der Studie in drei Gruppen auf: In der einen wurde den Patienten der geschädigte Knorpel abgeschliffen, in der zweiten wurde das Gelenk gespült und alles entzündliche Material entfernt. Beides gilt heute als Standardbehandlung für chronische Knieentzündungen. Die 3. Gruppe in diesem klinischen Versuch wurde jedoch nur zum Schein operiert. Der Patient wurde betäubt, Dr. Moseley machte die drei Standardeinschnitte und redete und bewegte sich, als führe er die Operation durch.

Er planschte sogar mit Salzwasser, um für die tief Betäubten die Geräusche der Kniewaschung nachzuahmen. Nach vierzig Minuten nähte Moseley die Schnitte wieder zu, wie bei jeder anderen Operation. Alle drei Gruppen erhielten genau die gleiche postoperative Behandlung, zu der auch ein Gymnastikprogramm gehörte. Die Ergebnisse waren, medizinisch betrachtet, schockierend: Alle real Operierten erfuhren wie erwartet Besserung. Doch der »Placebo-Gruppe« ging es genauso gut!

Trotz der Tatsache, dass jedes Jahr 650 000 arthritische Knie operiert werden à 5000,– Dollar (3250 Milliarden!), war für den Operateur klar: »Ich glaube nicht, dass eine arthroskopische Operation des Knies bei Osteoarthritis eine größere Besserung bewirkt, als es der bloße Placeboeffekt kann, und daher empfehle ich sie nicht mehr«, sagt Dr. Moseley. Dieser Bericht kam auch im Fernsehen. Die Berichte wurden ehrlich dargestellt und zeigten die Mitglieder der Placebo-Gruppen, wie sie wanderten und Sport trieben. Übrigens: Die Scheinoperierten wurden erst zwei Jahre nach der OP informiert.

Tim Perez (zitiert nach Lipton, S. 138), ein Mitglied dieser Gruppe, konnte vor der Operation nur mit einem Stock gehen, jetzt spielte er mit seinen Enkeln Fußball. Er brachte das Thema seiner Heilung in einem Interview bei Discovery Channel zum Ausdruck: »In dieser Welt ist alles möglich, wenn man es sich in den Kopf setzt. Ich weiß, dass unser Geist Wunder vollbringen kann.«

Wenn ich Klienten in meiner Praxis mit Knieschmerzen behandle, gehen diese zu einem großen Teil schmerzfrei nach Hause. In meinem Buch *Ich sehe deine Seele* beschreibe ich detailliert, wie ich eine Kniebehandlung durchführe.

Selbstheilungstipp 6

Ich bin mein eigenes Placebo. Wenn ich ein Bonbon nehme, dann weiß ich ab heute, dieses Bonbon macht mich komplett gesund. Ich fühle es deutlich in mir, weil ich daran glaube.

Wie geschieht Spontanheilung?

Es gibt immer wieder Spontanheilungen, die die Schulmedizin nicht erklären kann. Wie bei einem großen *Fischschwarm, der* in synchroner Bewegung ist und innerhalb von Sekunden die Richtung ändert, gibt es wie aus dem Nichts eine Reaktion, denn obwohl jeder Fisch ein eigenes Individuum ist, sind doch alle Fische zusammen ein Organismus.

Genauso können offenbar Krebszellen ihr Verhalten ändern. Doch was gibt ihnen den Impuls zur Umkehr? Aus meiner Sicht muss immer zuerst die Ursache gelöst werden. Es gleicht einem Dorn in der Seele, den es zu lösen gilt. Dann muss ich erkennen und fühlen, dass dieser gelöst ist. So kann ich glauben, dass nun die Selbstheilung aktiviert wird, weiter hinten folgt dazu eine Kundengeschichte.

Gibt es für eine Spontanheilung eine Garantie? Natürlich nicht. Trotzdem lohnt es sich, diese über das Quantenfeld anzustoßen! Der Verstand will immer eine Garantie. Das Herz und deine Seele jedoch kennen den Weg.

Der Maharishi-Effekt: Meditieren für den Weltfrieden

Wie stark sind Gedanken? Kann man mit einer Meditation die Welt verändern? Bei dieser Suche bin ich auf den Maharishi-Effekt gestoßen.

Maharishi Mahesh Yogi war ein Kämpfer für den Weltfrieden sowie Begründer der Transzendentalen Meditation (spezielle Mantra-Meditation), die den Maharishi-Effekt provozierte. Eine Gruppe von 7000 Menschen meditierte 1978 über drei Wochen in der Hoffnung, die umgebende Stadt positiv zu beeinflussen. Tatsächlich konnten sie die kollektive Energie der Stadt so verändern, dass während der Dauer der Meditationssitzungen die Kriminalitätsrate, um durchschnittlich 16 % sanken. Auch wurden weniger Suizide und Unfälle verzeichnet. Das wurde als der sogenannte »Maharishi-Effekt« bekannt. Positive Trends zeigten sich in Gesellschaft, Wirtschaft (z. B. sinkende Inflation und Arbeitslosigkeit) und Politik. Für einen globalen Maharishi-Effekt seien etwa 8000 Personen an einem Ort notwendig.

Eine Studie, die in der Fachzeitschrift *Psychology, Crime & Law* veröffentlicht wurde, ergab, dass die Kriminalitätsrate in der britischen Stadt Merseyside während der Zeit, in der große Gruppen von Menschen meditierten, um 13 % sank. Im Juli 1993 wurde ein Experiment in Washington D.C. gemacht. Dabei sank die Verbrecherrate sogar um 23 %.

Fast 50 weitere Studien konnten den Maharishi-Effekt, sprich die Vorteile von globalen Meditationen weiter bestätigen. Wir erinnern uns an den Fischschwarm. Wenn mehrere Menschen gleichzeitig meditieren, hat das einen energetischen Welleneffekt auf das Bewusstsein der Menschen in der Umgebung. Auch Nicht-Meditierende werden durch die Auswirkungen der Gruppenmeditation beeinflusst.

Das Ganze funktionierte auch mit der Idee, wohlwollende Gedanken auszusenden. Wie du diesen Welleneffekt für deine Selbstheilung nutzen kannst, erfährst du gleich.

Die Formen der Blockaden

Um deine Selbstheilung voll im Fluss zu haben, musst du deine bremsenden Glaubenssätze, falschen Überzeugungen und inneren Blockaden kennen und lösen.

Glaubenssätze sind grundsätzlich einschränkend und/oder förderlich. Wir konzentrieren uns hier auf einschränkende und falsche Überzeugungen, die wir oft auch als innere Blockaden wahrnehmen. Damit du es besser verstehst, habe ich es für dich etwas strukturiert.

Psychische Blockaden finden sich vor allem im *mentalen* und *emotionalen* Bereich des Menschen. Davon zu unterscheiden sind *körperliche* und *seelische* Blockaden. Meistens wirkt sich die Blockade eines Bereiches auf die anderen aus, und das Ganze scheint ineinander verstrickt. Dennoch möchte ich dir in diesem Kapitel Beispiele nennen, um dir die einzelnen Blockadetypen darzustellen.

Mentale Blockaden entstehen durch Wiederholungen einzelner Wörter oder ganzer Sätze, in der Regel von unseren Eltern oder Lehrern. Beispiel: »Im Leben bekommt man nichts geschenkt.« Unter www.brunoerni/memberbereich findest du in der Kategorie »Buch« fast 400 verschiedene Glaubenssätze. Einige davon seien hier notiert:

Geld stinkt / Geld ist schmutzig / Ohne Fleiß kein Preis / Das Leben ist hart / Indianer kennen keinen Schmerz / Da ist doch ein Haken an dieser Sache / Ich bin dick / Ich bin dumm / Ich bin ein Opfer der Ungerechtigkeit / Dafür bin ich zu alt / Das haben wir schon immer so gemacht.

Erkennst du einen oder mehrere Sätze, die möglicherweise von deinen Eltern oder Lehrern immerzu wiederholt wurden? An dieser Stelle möchte ich erwähnen, dass wir als Kinder noch in der Lage sind, die Gedanken unserer Eltern zu hören. Hier ein spannendes Beispiel aus meinem Privatleben: Unsere jüngste Tochter hat Angst vor bellenden Hunden. Leider muss ich gestehen, dass dies meinen früheren Gedanken zuzuschreiben ist. Es gab eine Zeit, in der ich mich sonntagmorgens über den bellenden Hund unserer Nachbarn ärgerte, ohne dies jemals unserer Tochter gegenüber zu erwähnen. Ich ließ zu, dass die ärgerlichen Gedanken sich wiederholten wie ein sich drehendes Karussell. Allein durch mein inneres Denken hörte unsere Tochter meine Worte in ihren Gedanken und lernte: »Bellende Hunde sind gefährlich.« Irgendwann besprach ich das Thema mit meiner Frau, woraufhin sie meinte: »Nutze in dieser Angelegenheit deine Gedankenkraft für dich selbst und formuliere es so um, wie du es haben möchtest. Stell dir zum Beispiel vor, der bellende Hund beschützt unser Grundstück und unser Haus vor Einbrechern. Das wäre doch ein supergutes Gefühl, oder?« Dass ich da nicht selbst draufgekommen bin. Ich war peinlich berührt und musste schmunzeln. Umgehend setzte ich die tolle Idee meiner Frau um und seither geht es mir mit dem bellenden Hund sehr gut. Nur unsere Tochter hat, weil sie im Alter von zwei bis drei Jahren meinen Gedanken zu oft lauschte, noch immer Angst vor bellenden Hunden. Solche Blockaden können im psychischen Bereich, genauer gesagt, in der mentalen Ebene umgeschrieben bzw. aufgelöst werden.

Wenn mehrere Aussagen in einem Satz enthalten sind, sprechen wir von kombinierten Glaubenssätzen. Diese werden ebenfalls im Energiefeld, in dem Glaubenssätze gespeichert sind, aufgelöst. Eine typische Kombination ist beispielsweise der Satz: »Reiche Leute sind arrogant.« Oder: »Du musst hart arbeiten, damit aus dir ein anständiger Mensch wird.« Wenn du nun jemals in deinem Leben das Ziel haben solltest, Reichtum zu erreichen, ohne dabei arrogant zu werden, wird dich dieser Glaubenssatz ausbremsen. Außer, er wird dir bewusst, und du unternimmst aktiv etwas daran, das zu ändern.

In meinen Seminaren erzähle ich oft, wie wichtig es meinen Eltern war, was andere über uns dachten. Nicht schwer sich vorzustellen, dass mich die Wiederholung dieses Inhaltes in Wort und Tat jahrelang beeinflusste. Wie jedes Kind beobachtete ich das Verhalten meiner Eltern ganz genau und glaubte ihnen natürlich. Daraus lernte ich, dass es wichtig ist, was andere über mich denken. Es ist weniger ein Glaubenssatz, als vielmehr ein Ablauf in der Verhaltensweise meiner Eltern, der mich geprägt hatte. Diesen Ablauf konnte ich immer wieder beobachten, hatte ihn gespeichert und wollte ihm entsprechen. Auch die verschiedenen Formen des Druckes oder von Belastungen speichern sich natürlich ab. Zum Beispiel: Erwartungsdruck, Leistungsdruck, Lebensdruck, usw.

Solche oder ähnliche Themen bewegen sich in einer Randzone: Sie können sich zu mentalen oder emotionalen Blockaden entwickeln.

Emotionale Blockaden der psychischen Ebene können aufgrund kleiner Schock- bzw. Schreckensmomente entstehen. Wenn wir erschrecken, wird das im Energiefeld gespeichert. Aus diesem Grund finde ich es nicht lustig, wenn beispielsweise Kurzfilme über WhatsApp verschickt werden, bei deren Ende man wie aus dem Nichts angeschrien wird oder schlimmer, eine gruselige Maske dich anzuspringen scheint.

Beispiel: Eine Kundin von mir litt, seitdem sie 18 war, unter einer schlimmen Hautkrankheit. Niemand fand heraus warum. Im Energiefeld wurde ich jedoch fündig, sie musste mit 18 Jahren einen Schreck erlebt haben. Nach Rückfrage bestätigte sie, dass sie damals in den Ferien bei einer Gasexplosion enorm erschrocken war. Geschehen sei ihr nichts und es war ja nicht schlimm, doch sie habe noch minutenlang am ganzen Körper gezittert.

Solche Momente werden im Energiefeld gespeichert und können im Lebenskalender oder limbischen System aufgelöst werden. Die Inhalte emotionaler Blockaden können, wie bereits bei den mentalen Blockaden beschrieben, einfacher oder kombinierter Natur sein.

Hier ein Beispiel einer Kombination: Ein Kind steht barfuß auf dem Rasen und isst einen Apfel. In diesem Moment beobachtet es ein anderes Kind, das von einem Baum fällt. Barfuß im Rasen, Apfel essend und erschrecken – diese Kombination der drei Elemente wird im limbischen System gespeichert und kann später im Leben eine Allergie auslösen. Jahre später kann es geschehen, dass der Betroffene auf einer Wiese stehend einen Apfel isst und mit einer Hautallergie reagiert, ohne die geringste Ahnung zu haben, weshalb.

Das Erlebte wird reproduziert und der Körper reagiert mit Stress. Es wird einer »plötzlich« auftretenden Allergie zugeschrieben, ohne jemals den Zusammenhang dafür herauszufinden. Auch in solch einem Fall kann die Speicherung über das limbische System, ich nenne das den Lebenskalender, ein Begriff, der von Horst Krohne »erfunden« wurde, harmonisiert werden.

Heutzutage gibt es leider viele Möglichkeiten, solche Kombinationen von Inhalten zu speichern. Wenn wir beispielsweise vor dem Fernseher essen und gerade etwas kauen, während emotional Belastendes gezeigt wird, dann wird das im Energiefeld gespeichert. So kommt es immer wieder vor, dass wir bei Klienten, die Videospiele mit brutalem Inhalt gespielt haben, solche Speicherungen versuchen zu löschen. Ebenfalls im Lebenskalender können emotional belastende Themen wie Scheidungen, starke Stressphasen, Unfälle, Ohnmachtssituationen, Missbräuche, usw. aufgelöst werden.

Jeder Mensch reagiert anders auf emotionalen Stress. Speziell tief liegende emotionale Speicherungen löse ich über das 8. Chakra, das Seelenchakra, auf. Mitunter sind im Seelenchakra schwere Traumata und Blockaden wie schwere Unfälle, schwerwiegender sexueller Missbrauch und Ohnmachtssituationen abgelegt, sodass wir sie tief greifend auf der Ebene der Zellen auflösen können. Auch das Beispiel zu Beginn des Buches mit der Klaustrophobie löste ich über das Seelenchakra.

Verschiedenartige Ängste, so zum Beispiel Höhenangst, Spinnenphobie oder Flugangst, sind, je nachdem, entweder auf der seelischen oder emotionalen Ebene zu finden. Am individuellen Empfinden des Erlebten liegt es, wie tief und auf welcher Ebene das Trauma im Menschen gespeichert wurde.

Körperliche Blockaden zeigen sich überall dort, wo Symptome für den Menschen deutlich spürbar sind: Eingeschränkte Beweglichkeit der Extremitäten oder der Gelenke, Atemschwierigkeiten bei Schnupfen oder Asthma, geschwächte Blutgefäße nach einem Schlaganfall oder einer Lungenembolie, andauernde Verspannungen, Kopf- und Nackenschmerzen, chronisch entzündliche Darmerkrankungen, nervöser Magen, Asthma. Die Liste ließe sich natürlich noch erweitern, dennoch erscheint mir die Erwähnung dieses einen Themas wichtig: unser Herz. Zu spüren sind Herzerkrankungen meist körperlich. Wenn wir in solchen Fällen tiefer suchen, finden wir die Ursachen dafür jedoch auf der emotionalen oder der seelischen Ebene.

Es versteht sich von selbst, dass der liebevolle und umsichtige Umgang mit uns selbst und unserem Körper von enormer Wichtigkeit ist. Konditionierungen aus der Kindheit sind prägend, und negative Wortwiederholungen können Einfluss auf die Entwicklung der Persönlichkeit haben. Als Folge davon lehnt man sich auf der mentalen Ebene vielleicht ab, anstatt sich zu lieben. Gut möglich, dass sich das Herz längst gemeldet hat. Vielleicht mit Rhythmusstörungen, starkem Pochen oder Schmerzen. Wichtig wäre dann, auf diese Impulse zu hören und sich zu fragen: Was will es mir sagen? Denn das Überhören des Herzens hat in der Regel Folgen für unsere Gesundheit!

Zusammengefasst kann also gesagt werden, dass eine Blockade ein Hindernis darstellt, das dein Potenzial und/oder deinen Handlungsspielraum einschränkt. Allenfalls werden dadurch Möglichkeiten im Leben untergraben und, trotz Disziplin und Anstrengung, Ziele nicht erreicht. Hierzu ein paar Beispiele:

- Du bereitest dich sehr gut auf eine Prüfung vor, hast jedoch währenddessen ein Blackout.
- Eine werdende Mutter bereitet sich intensiv auf das Leben mit einem Kind vor. Im späteren Alltag dann hat sie große Schwierigkeiten, eigene Vorstellungen umzusetzen. Zu sehr ist die eigene Mutter oder Schwiegermutter mit allzu gut gemeinten Ratschlägen zur Stelle, sodass die junge Mutter plötzlich sämtliche Absicht auf die Goldwaage legt und jede ihrer Handlungen genau überprüft.
- Ein sehr talentierter und guter Sportler, stets der Beste im Team des Sportvereins, bereitet sich diszipliniert auf einen Wettkampf vor. Am Wettkampftag selbst geht jedoch nichts mehr.

- Ein in der Kommunikation sehr starker und sympathischer Mensch, stets gut gelaunt und in jeder Situation überlegen, reagiert sehr emotional auf das Schreien eines Kindes, ein Außenreiz, der bei ihm einen wunden Punkt berührt.
- Selbstbewusste und attraktive Menschen, die bei näherem Kennenlernen eines möglichen Partners ihre ganze Lockerheit verlieren, demnach in Situationen, die sie emotional berühren und in denen es ihnen besonders wichtig ist, gut dazustehen.
- Menschen, die sehr viel Zeit und Geld in diverseste Ausbildungen investiert haben, jedoch nicht ins Handeln kommen.

Im Unterbewusstsein gespeicherte Dogmen können viele verschiedene Auswirkungen auf die Persönlichkeit, das Verhalten und die Seele eines Menschen haben. Oft entwickeln sich daraus Opferhaltungen, Angstzustände, Konflikte, Programme zur Selbstsabotage oder auch Zwänge, die man sich kaum erklären kann. Wir wissen, Geist schafft Materie. Wir glauben, was wir sehen. Mitunter kann Angst bewirken, dass an falsche oder leidbringende Glaubensmuster geglaubt wird, an diejenigen Botschaften, die das Unterbewusstsein sendet und die den Menschen blockieren.

Selbstheilungstipp 7

Ich bin froh und dankbar, dass ich die verschiedenen Formen der Blockaden kenne. Das gibt mir eine innere Erleichterung, eine gute Richtung und macht es greifbar für die Änderung. Um Blockaden aufzulösen, muss ich hinschauen. Das werde ich ab heute achtsam tun.

Glaubenssätze abfragen und für immer auflösen

Mit diesem Kapitel mache ich dir wohl das schönste Geschenk.

Ich habe jahrelang nach einer Variante bzw. Lösung zur Harmonisierung von Glaubenssätzen gesucht. Wie kann ich störende und ausbremsende Blockaden schnell lösen? Zu diesem Thema habe ich mich bei etlichen Trainern, in Seminaren, mit Büchern, DVDs und dem Internet informiert und die Methoden ausprobiert. Nun gut, ich liebe es, wenn die Umsetzung eines Inhaltes so schnell wie möglich geschieht, wer mich kennt, weiß das. So bin ich der Meinung, Zeit ist eine Erfindung der Menschen. Wenn ich eine Veränderung bei mir selbst oder anderen bewirken möchte, dann rasch und nicht über Jahre. Natürlich kommt es auf die Persönlichkeit des Menschen an: Gewisse Dinge, wie die Veränderung des Bewusstseins oder das Wachstum von Energie, brauchen ihre Zeit. Das wiederum gleicht dem Muskelaufbau. Andere wiederum möchten geradezu die abrupte Änderung, um aus einer problematischen Situation herauszufinden. So habe ich 2016 eine eigene Variante entwickelt, um Glaubenssätze per sofort zu verändern oder zu harmonisieren. Diverse Tests mit 50 Personen sollten die Wirksamkeit zeigen. Bei 48 Personen klappte es hervorragend. Bei zweien nicht, das hatte aber erklärbare Gründe. Seitdem verwende ich diese Methode erfolgreich in meiner

Praxis, in meinen Seminaren oder in unseren Energie-Coaching-Ausbildungen. Dieses Wissen teile ich nun exklusiv mit dir. Ich hoffe, du weißt das zu schätzen.

Das Löschen eines Glaubenssatzes gleicht dessen Neutralisierung. Wenn ich also von »löschen« spreche, dann ist es kein Auslöschen, sondern wir neutralisieren eine bewertende Energie. Wir nehmen die negative Resonanz weg und es ist nicht mehr reduzierend. Wenn beispielsweise der Glaubenssatz »Angst vor Spinnen« vorhanden ist, und damit ein ungutes Gefühl oder eben Angst verbunden wird, dann wird bei der Neutralisierung des Satzes die Spinne nicht getötet, sondern nur der negative Bezug zur Spinne entfernt. Das ist wichtig, denn die gemachten Erfahrungen können einen Menschen vor Gefahren schützen. Die Erfahrung, wenn sie positiv genutzt werden kann, soll ja bleiben.

Wenn ich in der Vergangenheit Spinnen sah, war mir unwohl dabei, und so neutralisierte ich dieses Gefühl, den Glaubenssatz. Gerade heute war ich per Zufall mit den Kindern in einem Tierhaus, in dem eine Vogelspinne ihr Zuhause hat. Beim Betrachten der Spinne fühlte ich keine Angst mehr. Es bestand keine Resonanz in Bezug auf dieses Gefühl. Für mich eine Begegnung der besonderen Art.

Um einen Glaubenssatz neutralisieren zu können, brauchst du das Wissen darüber, dass er in dir existiert. So engt er dich vielleicht in deiner Freiheit ein, beeinflusst auf intensive Art dein Denken und Fühlen in Bezug auf bestimmte Situationen des Lebens. Es bestehen in vielen Bereichen des alltäglichen Lebens solche Glaubenssätze. Oft sind sie beklemmend, reduzierend, störend, einengend und lösen ein Gefühl der Angst aus.

An dieser Stelle erwähne ich gern noch einmal den Klassiker: »Reiche Menschen sind arrogant.« Das heißt konkret, der Bezug, den du zum Reichtum hergestellt hast, ist Arroganz. Dadurch erlaubst du dir möglicherweise nicht, Reichtum zu erlangen, denn du möchtest nicht arrogant werden. Falls deine Eltern oft wiederholten, reiche Leute sind arrogant, hast du dieses Denkverhalten vielleicht übernommen; es ist in der Kommunikation und eben unbewusst mit dir selbst stets präsent. Unter Umständen hast du jedoch, viel später, den Entschluss gefasst, nun doch einen gewissen Wohlstand zu erreichen. Dann ist es wichtig, diesen Glaubenssatz zu neutralisieren, ansonsten besteht die Gefahr, dass du gegen Windmühlen ankämpfst.

Alle Glaubenssätze schlummern in deinem Unterbewusstsein. Bereits in meinen ersten Büchern spreche ich gern von der Fliege und dem Elefanten. Die Fliege ist mit 1 Gramm dein Verstand und der Elefant ist mit seinen 20 Tonnen dein Unterbewusstsein. Wenn also die Fliege nach links will (Ich will gesund sein) und der Elefant nach rechts (Ich muss krank sein), dann ist klar, wer in der Entscheidung stärker ist.

In der ersten Phase wird die Bewusstseinsebene mit deiner Fliege angesprochen: Bist du der Meinung, reiche Leute sind arrogant? Falls du diese Frage deutlich mit Ja beantworten kannst, benenne die Intensität dieses Glaubens auf einer Skala von 1 bis 10. Möglicherweise kennst du auch wohlhabende Menschen, die fröhlich, glücklich und, vor allem, herzlich sind.

Wie erwähnt, übernehmen wir in der Regel Aussagen von unseren Eltern oder Lehrern und es wächst unbewusst der Glaubenssatz heran. Darum denken oder handeln wir dann so. Das sind Prägungen, bei denen wir etliche Hintergrundinformationen pauschal abgespeichert haben. Wir bemühen uns sehr, den vermittelten Meinungen zuzustimmen oder zu entsprechen, aus Angst, andernfalls nicht mehr geliebt zu werden. Weil wir jedoch geliebt werden wollen, sind unsere Gedanken nicht mehr frei.

Vielen Menschen fällt es schwer, bewusst zu erkennen, ob eine Resonanz besteht oder nicht. Damit dir das einfacher fällt, habe ich eine geniale Methode für dich, mit deren Hilfe du herausfinden kannst, ob bei einem bestimmten Glaubenssatz ein Gefühl der Resonanz in dir entsteht. Ich benutze dazu das Körperpendel. Und das geht so.

Körperpendel

Stell dich aufrecht hin und achte auf einen guten Kontakt deiner Füße mit dem Boden. Ich empfehle dir, die Augen zu schließen und den Blick nach innen zu richten. Spüre kurz in die Füße. Kippe nun wie ein Pendel nach vorn und sage dir innerlich oder laut: »Lieber Körper, wenn ich nach vorne kippe, heißt das für dich ja.« Warte einen kurzen Moment, speichere das kurz ab und komme dann wieder in die Mitte. Nun kippst du wie ein Pendel nach hinten und sagst dir: »Lieber Körper, wenn ich nach hinten kippe, heißt das für dich nein.« Warte auch hier einen kurzen Moment und speichere das so ab. Eine einfache Methode, die du vielleicht von den Muskeltests der Kinesiologie her kennst.

Nun darfst du Folgendes testen: Stelle dich wieder aufrecht hin, halte guten Kontakt zum Boden und schließe die Augen. Frage dich: »Lieber Körper, stehe ich in der Schweiz?« Wenn das der Fall ist, zieht dich dein Körper von selbst nach vorn, anderenfalls nach hinten. Dein Zutun ist absolut nicht nötig, du hast deinem Körper bereits beigebracht, wie es funktioniert, du darfst ihm vertrauen. Frage nun ein paar Sachen ab, bei denen du weißt, dass du sie kennst. Zum Beispiel: Bin ich eine Frau? Bin ich ein Mann? Bin ich in Zürich aufgewachsen? Habe ich Kinder? Mag ich Schokolade? Werde jetzt konkreter: Soll ich mehr Wasser trinken? 1 Liter? 1,5 Liter? 2 Liter? Braucht mein Körper eine Pause?

Du kannst jetzt deine Glaubenssätze gezielt abfragen. Habe ich zum Glaubenssatz xy eine negative Resonanz? Habe ich einen Glaubenssatz xy? Schränkt mich das im Leben ein? Halte inne; welcher Glaubenssatz fällt dir spontan ein? Falls dir keiner einfällt, wirst du, wie gesagt, auf meiner Homepage bestimmt fündig.

Du kannst zum Beispiel fragen: »Muss ich tun, was mein Lehrer sagt?« Oder: »Muss ich tun, was meine Eltern wollen?« Bewusst wirst du das vielleicht nun vehement verneinen, doch wenn eine Resonanz da ist, bist du innerlich trotzdem reduziert. Das gilt es zu erkennen, zu akzeptieren und, wenn du willst, zu korrigieren.

Für mich als Orientierung und Befragung der Glaubenssätze hilft die Skala 1–10. So kann ich auch mit einem Kunden eine gewisse Orientierung gewinnen, wie schwer aus seiner Sicht ein Problem oder eine Blockade vom Gefühl her ist. Das kannst du mit dir natürlich auch machen. So hat deine Fliege, also dein Verstand, eine gute Basis und kann verstehen, was passiert.

Wenn du das Körperpendel viele Male geübt und angewandt hast, wirst du dem immer mehr vertrauen und weißt, es funktioniert. Dann folgt die Möglichkeit, es nur noch in Gedanken, also rein mental durchzuführen. Du spürst dann in deinem Inneren, ob das Pendel nach vorn oder nach hinten schwingt. Mit der Zeit wirst du auch andere Dinge abfragen können, wie zum Beispiel Lebensmittel. Halte es in deinen Händen und befrage, wie beschrieben, deinen Körper, ob dir das bestimmte Lebensmittel gut bekommt oder nicht. Dasselbe gilt für Medikamente. Hausärzte stützen sich, genau wie die Beschreibung auf der Packungsbeilage, auf einen Durchschnittswert. Wenn du es jedoch genauer und auf dich persönlich abgestimmt wissen willst, kannst du das Körperpendel einsetzen.

Mithilfe des Körperpendels kannst du demnach gleich zwei Dinge herausfinden. Zum einen die Erkenntnis, ob ein bestimmter Glaubenssatz in deinem Inneren gespeichert ist, und zum anderen, ob du eine Resonanz dazu spürst.

Mit Schritt Nummer drei erläutere ich dir die Auflösung bzw. Neutralisierung des einengenden Glaubenssatzes. Das heißt, wir lösen die Resonanz auf. Bevor ich das mache, möchte ich dir erklären, wo genau Glaubenssätze im Energiefeld gespeichert sind. Meiner Erfahrung nach können sie in vier Energiefeldern des Körpers gespeichert sein. Feld 1 beginnt beim Hals und umhüllt den ganzen Körper bis zu den Füßen. Möglicherweise ist der Glaubenssatz auch in den Chakren gespeichert. Feld 2 umschließt den Kopf. Das dritte Feld befindet sich oberhalb des Kopfes und umhüllt das achte Chakra, das der Seele. Das vierte Feld sind Energien der vorherigen Leben. Diese befinden sich, wenn du von dir aus blickst, auf der rechten Körperseite. Das Feld beginnt auf deiner rechten Seite, ca. auf der Höhe des Kopfendes, und geht dann seitlich schräg nach unten und vorn.

Wie löst bzw. neutralisierst du Glaubenssätze?

Nach dem du den gewünschten Glaubenssatz abgefragt oder eingestuft hast, sprichst du das Wort *korrigiert* aus, mental oder laut. Wir wollen die aktuelle Situation ja verändern oder eben ins Optimum korrigieren. Im Anschluss daran wirbelst du gedanklich durch alle vier Energiefelder. Hier beschreibe ich dir, wie genau du durch die Energiefelder wirbeln kannst:

Stell dir vor, du stehst bis zum Bauchnabel in einem Pool mit Wasser. Eine Hand hältst du im Wasser senkrecht, an der Wasseroberfläche. Deine Finger sind gestreckt und locker gespreizt. Dein Daumen schaut aus dem

Wasser, die Handfläche und die anderen vier Finger sind unter Wasser. Wenn du nun mit der Hand schnell hin und her wedelst, dann mischt sich Wasser und Luft und es entsteht ein wilder Wirbel. Genauso wirbelst du nun je drei Mal durch deine vier Energiefelder. Beginne mit dem ersten Energiefeld um den Körper, dann den Kopf, die Seele und die Vorleben.

Wenn du so gezielt durch alle Energiefelder wirbelst, wird dein Glaubenssatz neutralisiert, und er ist weg. Überprüfen kannst du das wiederum mit einer Skala von 1 bis 10 oder mithilfe des Körperpendels. Genial einfach, oder?

Resonanzen aus dem Vorleben kannst du dabei auch unterbrechen, wenn du dir einen dicken Vorhang vorstellst, der rechts am Kopf herunterfällt. So wird das Energiefeld »Vorleben« nochmals gut getrennt.

Ich schlage vor, wir konzentrieren uns jetzt auf den Glaubenssatz: »Ich muss tun, was andere von mir wollen.« Prüfe mit der Skala oder dem Ja/Nein-Pendel nach, ob dieser Satz eine Resonanz in dir auslöst. Anschließend sprichst du das Wort *korrigiert* laut oder leise aus und wedelst danach **in** *Gedanken* durch deine vier Energiefelder. Ich persönlich nehme ab und zu die sogenannte Kehlkopfatmung hinzu: Bette dazu die Zunge vorerst mal ganz entspannt ins obere Gebiss. Den hinteren Teil der Zunge, derjenige direkt beim Gaumen, darfst du nun leicht nach oben drücken, als würdest du die Luftröhre verschließen wollen. Der Rest der Zungenmuskulatur bleibt entspannt. Atme nun aus; der Atem ist nun kehlartig hör- und deutlich spürbar.

Frage am Ende bitte positiv nach. Wenn du zum Beispiel den Glaubenssatz: »Wenn ich erfolgreich bin, bin ich einsam.« harmonisierst, dann würde das positive Nachfragen so lauten: »Darf ich Erfolg in der Fülle leben?« Oder: »Darf ich erfolgreich sein, in der Fülle leben und dazugehören?«

Teste nun den Glaubenssatz, ob du sichtbar sein darfst. Immer gut ist: Ich darf glücklich und reich sein. Oft darf man das nicht. Du weißt nun, wie du es ändern kannst. Es geht alles sehr schnell. Sei jedoch sehr achtsam und ändere maximal fünf Glaubenssätze pro Woche. Auch das kannst du ja abfragen. Du musst mit diesen Veränderungen umgehen können. Du wirst dich plötzlich anders verhalten und anders fühlen. Das wiederum spürt dein Verstand und beginnt dich zu warnen. So war ich nach einem übereifrigen Wochenende, an dem ich ca. 30 Glaubenssätze löste, für ein paar Tage sehr traurig und schon fast depressiv. Die positive Erleichterung war dann ein paar Tage später richtig spürbar. Wenn du das umgehen willst, gehe in kleinen Schritten voran.

Selbstheilungstipp 8

Ich löse ab sofort meine inneren Blockaden auf und kann so sehr gezielt ein glückliches und gesundes Leben führen. Ich wähle dazu fünf Glaubenssätze pro Woche und erkenne, dass das Leben plötzlich sehr leicht ist. Ich bin Herr (Frau) über meine Energie. Ich bin kein Opfer mehr, sondern ein Macher. Ich bin ein König! Hurra!

Das Gesetz der Schöpfung

Auf den Spuren der Zellbiologie

Martin Frischknecht vom Magazin SPUREN, hat den Zellbiologen Bruce Lipton interviewt. Dieser sagte: »Der menschliche Körper ist so etwas wie eine Petrischale aus Haut statt aus Glas. Der Körper umfasst 50–100 Billionen Zellen, und es gibt darin einen Kulturträger namens Blut. Wenn wir die Chemie unseres Körpers ändern, ändern wir die Bestimmung unserer Zellen. Diese Veränderung ereignet sich durch eine Veränderung in der Chemie unseres Blutes.

Die chemische Zusammensetzung unseres Blutes wird gesteuert durch das Hirn, mithin durch unseren Geist. Wenn ich meine Augen auf jemanden richte, den ich liebe, werden lauter Botenstoffe in mein Blut ausgeschüttet, die für meinen Organismus Vitalität und Gesundheit bedeuten. Wenn ich meine Augen jedoch auf etwas richte, vor dem ich mich fürchte, werden Stresshormone in mein Blut ausgeschüttet, und der Einfluss dieser Botenstoffe bedeutet Krankheit und Tod.«

Aus der Beobachtung von Tausenden Kundengesprächen kann ich dir eines versichern, alles hat mit deinen eigenen Gedanken und dem Fühlen zu tun. Du bist dein eigener Schöpfer, doch wir lernen das in keinem Schulfach. Deine Gedanken erschaffen deine Realität. Das jetzige Leben ist das Ergebnis deines bisherigen Denkens und Fühlens. Wenn ich das einem Klienten sagen würde, der wegen gesundheitlicher Störungen, Blockaden, Schmerzen oder Orientierungslosigkeit zu mir kommt, dann würde ich vermutlich eine tiefe Ablehnung erhalten. Denn wer sucht schon bewusst die genannten Symptome. Alles was ist, ist das Produkt aller bisherigen manifestierten Gedanken. Nicht die äußeren Umstände führen dazu, dass wir bestimmte Gedanken hegen, sondern unsere Gedanken bestimmen unsere Umstände. Reflektiere deine Freunde, da sieht man es oft einfacher als bei sich selbst.

Alles, was du im jetzigen Moment erlebst, ist das Resultat deiner Gedanken, die du bisher hattest. Du bist der Schöpfer deiner Gedanken. Auch wenn ich dich sehr mag, ich kann nicht für dich schlafen, für dich essen oder für dich deine Gedanken denken.

Jeder kann mit seinem ganz individuellen Bewusstsein »Schöpfung« kreieren und so Schöpfer sein. Ich bin also Lebensgestalter und nicht Opfer. Ich bin somit nicht der Frosch, der auf die Prinzessin wartet, bis er ein Prinz wird; ich bin die Prinzessin, die den Frosch küsst. Ich bin der König, die Königin, der Kaiser oder die Kaiserin meines

Lebens. Erkennst du den Unterschied? Ich kann so meine eigene Realität erschaffen und verändern. Ich bin ein Macher und kein Opfer. Ich kann in meinem Rhythmus das Leben bestimmen und leben.

Mit meinen magischen Gedanken habe ich zugleich Einfluss auf das kollektive Bewusstsein, das heißt auf die Summe aller Gedanken. Wenn du das Bewusstsein infizierst, dann können deine Gedanken, Ideen und Taten die Welt revolutionieren. Denke dabei an alle großartigen Erfinder auf dieser Welt. Natürlich kann das kollektive Bewusstsein auch einen Effekt auf dich haben, indem du beispielsweise einen schweren Schicksalsschlag (Unruhe, Katastrophen, Krieg) erleidest. Zum größten Teil kannst du jedoch dein Leben selbst bestimmen, indem du die Macht hinter den schöpferischen Gedanken erkennst und richtig einsetzt.

Hege darum die richtigen Gedanken, damit deine gewünschte Realität für dich erschaffen wird. Da stellt sich die Frage: Was willst du?

Wichtig ist dabei auch die Intensität deiner Gedanken. Je stärker du etwas willst und je mehr du etwas in die Tat umsetzt, umso größer wird auch das Resultat. Wir kennen das im Negativen vielleicht besser. Wenn ich Angst habe, etwas zu verlieren, ziehe ich es förmlich an. Sei dir der Kraft der Gedanken bewusst, denn deine Gedanken werden Wirklichkeit, wenn du es auch wirklich willst. Deine Gedanken manifestieren sich in der Materie. Das erkennt man deutlich bei dem Reis-Experiment mit Dr. Masaru Emoto. Dabei wurden zwei Reishäufchen in zwei unterschiedliche Gläser verpackt. Dem einen Glas mit Reis wurden negative Emotionen, wie Dummkopf, Hass, Tod gewünscht und aufgemalt, dem anderen Glas mit Reis: Liebe, Dankbarkeit und Freude. Das erste Glas schimmelte sehr schnell, während das zweite Glas »gesund« blieb. Deine Gedanken, dein Geist beeinflusst die Materie. Je mehr und je stärker du an etwas denkst, desto besser kann sich ein Gedanke manifestieren.

Es ist wichtig, dass wir nicht ständig unsere Sorgen, Probleme oder persönlichen Meinungen allen Freunden erzählen. Mit dem Meckern nähren wir die Energie, die wir nicht wollen und so die Ängste. Natürlich müssen wir gewisse Dinge verarbeiten. Doch ständig wiederkauen wie eine Kuh ist komplett unnötig. Erkenne und handle lieber wie eine alte weise Seele. Nähre und beschäftige gezielt die Energie, die du haben willst.

Ich kann viel von Kindern lernen. Kinder sind meine Vorbilder. Sie spielen und leben in der Welt, die sie sich erschaffen wollen. Erst durch die Schule und das Erziehen der Eltern wird diese hochbegabte Welt auf Mangel und Fehler fokussiert. Der Fokus folgt der Aufmerksamkeit. Was also willst du? Lebe in deiner Welt, als wäre es schon so. Sei auch du wieder etwas mehr Kind.

Kundengeschichte 4
Männer sind Schweine

Eine liebe Kundin, nennen wir sie Franca, sitzt mir erstmals gegenüber, bietet mir sofort das Du an und beginnt sogleich von ihren körperlichen Leiden zu erzählen. Probleme mit der Blase, den Augen und einem Tinnitus. Außerdem berichtet sie voller Leidenschaft, dass sie seit Jahren auf der Suche nach einem Partner ist. »Bruno, da ist aber keiner dabei, der wirklich gut ist. Ich finde einfach keinen Mann«, sagt sie energisch.

Schnell wird klar, dass wir im Energiefeld von Franca suchen müssen. Welches sind ihre Denkmuster, die das verhindern? Wir stellen fest, dass sie in Bezug auf Männer schon oft Enttäuschungen erlebt hat und es auch traumatische Erlebnisse gab. Kein Wunder ruft hier das Herz vergebens, denn es schützt sich zugleich.

Solche Erfahrungen lassen sich mit dem Verstand nicht einfach wegschütteln. Das löse ich sehr gern über den Lebenskalender von Horst Krohne. Er hat herausgefunden, dass das Gedächtnis des menschlichen Energiekörpers, eben der »Lebenskalender«, oben auf dem Kopf geöffnet werden kann, um psychische und physische Blockaden aufzufinden, zu bestimmen und zu beseitigen. Du findest dieses Energieband, wenn du auf deinen Ohrenspitzen nach oben, auf den Kopf, gehst. In der Mitte des Kopfes ist das Alter Null, deine Geburt. Nun gehst du nach hinten runter. Am unteren Ende, dort wo der Knochen endet, ist ca. das Alter 90. Immer wenn wir also starken Stress, Panik oder Schlimmes erleben (Scheidung, Übergriff, Unfall, Erschrecken, usw.), gibt es energetische Störungen im limbischen System. Diese Energiereduktion kann auch die Chakren beeinflussen oder Allergien auslösen. Messen kann man diese Energie mit einem Tensor. Mit etwas Übung kann man das auch mit bloßen Händen erfühlen.

Alles ist Energie und kann gelesen werden. Ich lese blockierende Glaubenssätze ebenfalls oberhalb des Kopfes. Ich frage mich in einem entspannen Zustand: »Was gibt es für Glaubenssätze, die meine Kundin hindern, glücklich in einer Beziehung zu sein?« Dabei sehe ich Bilder und weiß, was diese Bilder bedeuten. Folgende Bilder tauchen auf: »Männer sind arrogant und verletzend. Männer sind Schweine.« Ich spreche es aus und wir müssen beide schmunzeln. Die Kundin möchte im ersten Reflex alles vehement abstreiten. Sie öffnet den Mund und sagt dann doch nichts. Sie schüttelt den Kopf und nickt sogleich. Sie spürt ihren inneren Konflikt und sagt dann: »Stimmt ja auch, oder? Männer sind Schweine. Also du nicht, lieber Bruno, aber Männer wollen nur das Eine und dann lassen sie dich wieder sitzen. Die haben mich schon so extrem verletzt. Wer soll die Männer verstehen.«

In den Coachings erlebe ich diese Widersprüche immer mal wieder. Das Herz hat eine tiefe Sehnsucht, doch der Verstand und das Resonanzfeld spricht eine andere Sprache und schützt unbewusst vor neuen Schweinen. Im Weiteren stellen wir fest, dass unsere Klientin auch Angst vor dem Altern hat und glaubt, mit dem Älterwerden würden die Chancen, einen Partner zu finden, geringer. Ich frage: »Bitte schließe die Augen und sage mir auf einer Skala von 1 bis 10, wie stark ist das Gefühl, dass Männer verletzend und arrogant sind?« Sie: »8«. Ich: »Wo am Körper fühlst du das?« – »Im Brustbereich.« Mit der Skala und dem Gefühl geben wir dem Verstand wieder eine Orientierung. »Wenn der verletzende und arrogante Mann ein Tier wäre, was wäre er für ein Tier?« Sie: »Ein gefährlicher Tiger mit langen Zähnen.« Ich: »Und was wärst du für ein Tier?« Franca: »Ein Hase oder eher ein Häschen.« Ich: »Wo steht das Häschen?« Sie: »Es rennt vom Tiger weg. Es ist auf der Flucht und rennt verwirrt über einen Acker.« – »Und wo ist der Tiger mit den Zähnen?« – »Hinter mir. Er rennt mir nach.«

Allein diese Aussagen sind schon spannend. Wie will man da einen neuen Partner finden. Ich: »Stell dir bitte jetzt vor, du hüpfst in ein Erdloch und bist in Sicherheit. Stell dir bitte weiter vor, der Tiger findet dich nicht mehr. Du guckst ganz vorsichtig aus dem Erdloch und siehst den Tiger, wie er müde am Boden liegt. Er ist schon sehr alt. Er würde jetzt gerne sterben. Darf er das?« Franca zögert, dann sagt sie: »Ja, ok.« Ich: »Du siehst ganz deutlich, dass sein Atem aussetzt. Ein lebloser Körper liegt da und löst sich in nichts auf.« – »Ja, ich sehe das.«

»Gehe nun bitte zurück ins Erdloch. Dort ist deine Wohnung, wo du zu Hause bist. Wie durch ein Wunder bist du auch durch ein Zeitloch gerutscht. Denn da ist ein Mann in deiner Wohnung, der wundervoll zu dir passt, dem du vertraust und wo ihr beide sehr glücklich seid. Welches Tier ist dieser Mann?« – »Ein Hase.« Ich: »Ein Hase?« Sie: »Ja, ich liebe Hasen. Ich bin ja auch ein Häschen. Es passt genial.« Ich: »Wie fühlst du dich bei ihm?« Franca: »Lustig, so habe ich mir das nicht vorgestellt, doch es fühlt sich extrem stimmig an.« – »Gehe in das Gefühl dieses Hasen. Mache es größer, intensiver und stärker. Spüre die Liebe zwischen euch. Spürst du es?« Sie: »Ja, sehr deutlich. Es ist extrem schön.« – »Öffne nun bitte die

Augen. Auf einer Skala von 1–10, wie stark ist das Gefühl, dass Männer verletzend und arrogant sind?« Sie: »Ähm, ich kann es nicht greifen. Es ist weg. Ich habe nicht das Gefühl, dass Männer verletzend und arrogant sind. Seltsam.« Wir müssen beide lachen. Sie hat sich das alles selbst umgeschrieben. Geniale mentale Selbstheilung!

Um alles zu veredeln, tauchen wir zusätzlich noch in ihren Lebenskalender, fühlen uns da durch und lösen auf. Das ist oft wie Zwiebeln schälen.

Der Krebs kam, weil ich immer musste

Immer wieder kommen Klienten zu mir in die Praxis, die an Krebs erkrankt sind. Krebs kann in den verschiedensten Regionen des Körpers entstehen, sodass mikroskopisch Krebszellen diversester Art sichtbar werden. So auch im Blut, unserem »flüssigen Organ«; im Falle von Krebszellen im Blutkreislauf nennt sich die Krankheit Leukämie.

Wir haben bei unserer Arbeit wiederholt festgestellt, dass die Art zu denken des Menschen, der zu uns kommt, auf alle Fälle in unsere Arbeit miteinbezogen werden muss. Für mich persönlich ist das sehr wichtig, um herauszufinden, weshalb jemand an Krebs erkrankt sein könnte. Menschen mit einer Persönlichkeit, die über längere Zeit hinweg Dinge erträgt und erduldet und somit einem konstanten Druck ausgesetzt ist, fallen mir diesbezüglich besonders auf. Sätze wie: »Ich muss, ich sollte, ich mag nicht mehr, ich kann es nicht mehr sehen« verbreiten sich in ihrem Inneren und wirken sich wie ständig brennendes Feuer aus. Ich MUSS, ich SOLLTE. Dabei fehlt ihnen die Freude, nur negative Emotionen werden aktiviert. Sie erledigen Zwangsarbeit, und das unter ständigem Druck. Dabei fühlen sie sich von allen Seiten unverstanden, und die Last, die sie tragen, ist immens. Solche Zustände sind nicht mit denjenigen eines Burn-outs zu vergleichen, sie gehen viel weiter. Ich muss, ich sollte, unablässiger Druck – jeder Gedanke hat ein negatives Gefühl und gleicht einem Schuss in den eigenen Körper.

Hier gilt es wirklich sehr aktiv hinzuhören, in sich zu gehen und herauszufinden, wie sich dieser enorme Druck auf einen auswirkt. Fragen wie: »Was macht es mit mir? Wie atmet es? Wie fühlt es sich an? Wie geht es dem Körper? Wie fühle ich mich? Wie geht es mir? Was würde ich lieber tun? Was kann ich ändern? Wer denkt denn da?«, können dabei sehr hilfreich sein.

Denn: Streng gesehen MUSS niemand irgendetwas. Alles ist freiwillig und jeder kann davonlaufen. Es ist ein DÜRFEN und von enormer Wichtigkeit, dass wir beginnen, diese Tatsache aktiv in uns selbst umzuschreiben. Oh ich weiß, nun kommt eine Stimme in dir zum Zug, die sagt: «Du hast ja gut reden und schreiben Bruno, ich MUSS wirklich!« Ich wiederhole mich gern: Diese starke, negative Energie in solchen Aussagen abzufeuern, gleicht einem Pfeilschuss in die Seele.

In meinen Energie-Coachings durfte ich herausfinden, dass das Wiederholen von positiv formulierten Anwendungen wie ich DARF, ich KANN, wirklich Leben retten kann. Sich zusätzlich dazu Freiräume zu holen, immer wieder zur Ruhe zu kommen und zu meditieren, ist ebenso unerlässlich.

Was nützt es beispielsweise einer Mutter, wenn sie zusammenbricht, weil sie nicht mehr mag und als Folge davon die gesamte Familie zusammenbricht? Ich weiß aus eigener Erfahrung, dass dieses Thema eine gigantische Herausforderung darstellt; es war mir deshalb wichtig, es niederzuschreiben. Das Entdecken und Anerkennen von DU MUSST NICHTS, DU DARFST ALLES ist hier von zentraler Bedeutung.

Und noch eine Beruhigung, Ich-MUSS-Sätze brauchen lange, bis sie im Körper Krebs auslösen. Natürlich spielt die Persönlichkeit eines Menschen eine starke Rolle. Nicht jeder trägt die gleiche Last. Eine Kundin spürte rückblickend, dass bereits zwei Jahre zuvor die ersten Impulse begannen. Die Kunst ist, das zu erkennen und zu handeln.

Welche Gründe können in uns diese Gedankenimpulse auslösen? Ja, du hast natürlich recht. Starke negative Impulse wie Druck, Stress, Angst, Verzweiflung, Erschöpfung.

Meine Beobachtungen: Menschen mit starken Vorstellungskräften neigen dazu, diese Kraft unbewusst für Visionen zu nutzen. Wenn diese Vorstellungen jedoch Dinge im Außen sehen, die nicht so sind, wie man sie gern hätte, dann kann das Stress erzeugen. Einmal ist ja nicht wirklich schlimm, doch eine konditionierte unkontrollierte Wiederholung nährt den Raum dazu und macht instabil. Wenn ein Mensch es dazu gerne exakt und genau haben will, er jedoch sieht, dass er zu viel Arbeit hat und diese Exaktheit nicht herstellen kann, dann leidet er innerlich. Wieder entstehen

Disharmonie und Stressimpulse. Wenn dieser Mensch dazu noch einen inneren Antreiber hat und nicht vorankommt, dann blockiert dies das ganze innere System. Mental kann er nicht mehr abschalten. Die Vorstellung der offenen Dinge macht die mentale Ebene schwach. Die nicht erreichte Korrektheit gibt keine Sicherheit mehr. Aggression, Wut, Empörung, Verzweiflung, Ohnmacht, Erschöpfung, Krebs.

Obwohl ich vorher geschrieben habe, niemand MUSS etwas tun, SOLLTE ich hier bewusst aktiv in das Leben eingreifen. Das Leben in die Hand nehmen. Aussteigen. Das Leben planen. Ruhe-Impulse einbauen. Was tut mir und meiner Seele gut? Rückzug. Was will ich noch in diesem Leben? Was will ich am Ende meines Lebens meinen Enkeln sagen? Was steht auf meinem Grabstein? Und: Dein Körper spricht nonstop mit dir. Wenn der Körper zwickt, hat die Seele schon zweimal geklingelt.

Kundengeschichte 5
Ich darf nicht schön sein

Bei meinen Seminaren kann man sich zum Teil von mir separat und unter vier Augen behandeln lassen. Bei einem dieser Seminare war Beate dabei. Beate hatte die große Blockade: »Ich darf nicht schön sein.« Die Stärke bewertete sie, auf einer Skala von 1 bis 10, bei 8. Damit wir positiv arbeiten können, habe ich die Fragestellung umgekehrt: »Wie schön darf ich sein?« Das war demzufolge eine 2. Wir nutzten die Möglichkeit, ich klinkte mich in ihr Seelenchakra ein und schrieb um. Ohne dass ich ihr sagte, was ich genau gemacht hatte, spürte sie ein Gefühl von »doch, ich darf schön sein« der Stärke 8 auf der Skala. Am Ende des Seminars lag ihre eigene Bewertung bei 10 auf der Skala. Konkret heißt das, ihr Selbstzweifler konnte gelöscht werden.

Es ist immer wieder faszinierend, wie schnell Derartiges funktioniert. Bei Beate las ich also nicht nur den Seelenauftrag, den Sinn im Leben, sondern wir lösten eine tiefe innere Blockade dazu auf. Ihr Seelenauftrag war: *Menschen in Staunen zu versetzen und diese Leichtigkeit, sobald Menschen staunen, zu spüren.* Das tat sie in der Tat immer wieder, denn sie spürte dabei, wie wichtig es ist, den Menschen so Hoffnung für das Unmögliche zu geben. Dieses Gefühl machte sie unfassbar glücklich.

Um die Blockade zu lösen, schloss ich die Augen, und klinkte mich bei ihrer Seele ein. Dabei sah ich folgende Geschichte: Mittelalter. Beate war ein kleines schönes Mädchen, in einem Steingefängnis eingesperrt. Nur ein Gitterfenster und eine Gittertür waren im Raum sichtbar. Sonst war weit und breit niemand da. Offenbar wurde sie hier festgehalten, damit man nicht sieht, wie schön sie wirklich ist. Wie eine Prinzessin, die man einfach wegsperrte. Ich ging zur Gittertür, öffnete diese und sagte ihr: »Du bist frei, die Tür ist offen, du kannst gehen.« Dass wir uns richtig verstehen, ich war in einer Mini-Trance, und habe ihr das im Seelenchakra umgeschrieben. Diese Worte habe ich nur in Gedanken gesagt. Sie ging aus dem Gefängnis, sah sich um. Doch da war niemand. Sie rannte eine Steintreppe hoch und war bei Sonnenschein in der Freiheit. Endlich frei! Bei unserem Gespräch fanden wir dann heraus, dass sie sich tatsächlich oft wie eingesperrt und unfrei fühlte. Sie staunte über diese Geschichte und war tief berührt. Ich jedoch fühlte mich lediglich als Dolmetscher ihrer Seele. Diese Geschichten kommen aus der Seele des Klienten und nie von mir. Darum berühren sie auch immer die Herzen.

Nach zwei Wochen erhielt ich von Beate eine liebe Nachricht per E-Mail: »Lieber Bruno, es sind bereits wieder zwei Wochen seit deinem wundervollen Seminar vergangen und ich wollte mich bei dir bedanken. Mein Leben hat sich seither verändert und tut es immer noch täglich. Nach 24 Jahren darf ich endlich als Frau unterwegs sein. Ich spüre jeden Tag vermehrt Ruhe in mir, seit du mir geholfen hast, mit dem kleinen Mädchen in mir auf dem Weg zu sein. Ich kann meine Kraft wieder wahrnehmen, ganz bei mir sein und vorwärts gehen. Im letzten Jahr war dieses kleine Mädchen immerzu präsent, in diesem ständigen Wechsel zwischen der erwachsenen Frau und dem kleinen Mädchen ergab für mich vieles keinen Sinn. Mein Weg führte nicht zum Ziel, da beide vollkommen unterschiedliche Ideen und Ansprüche hatten. Das hat sich nun grundlegend geändert. Ich schaffe es, bei meinen Vorhaben zu bleiben, sie zu erfüllen und zu beleben, ich fühle mich sicher und komme jeden Tag mehr in meine Ruhe und Kraft hinein. Die Ängste, die das kleine Mädchen mit sich trug, sind als Informationen zwar noch vorhanden, jedoch nicht mehr spürbar, aus meinen Tagesempfindungen weg. Ich bin erwachsen geworden und beginne jeden Tag aufs Neue, mich zu entfalten. Von Herzen danke ich dir, lieber Bruno, für dein souveränes Handeln und deine liebevolle Art. Ich wünsche dir und deiner Familie alles Liebe und Gute. Danke für deine Freude, dein Tun und dein Wirken.«

Wenn mich solche Nachrichten erreichen, dann erfüllt es mein Herz mit Sinnhaftigkeit, reiner Freude und auch etwas Stolz. Es ist wichtig, dass wir auf unser Herz hören und ich danke dir, liebe Beate, für diese liebe Nachricht.

> *Selbstheilungstipp 9*
> Ich höre immer auf mein Herz. Ich muss nichts und darf alles. So bin ich glücklich und gesund.

Die vier Phasen der Veränderung für deine Selbstheilung

Um Selbstheilung zu erlangen oder in dir auszulösen, braucht es immer eine Veränderung. Wenn man Menschen dazu fragt: »Möchten Sie eine Veränderung?« Dann sagen alle ja. Wenn man diese Menschen dann fragt: »Möchtest du dich verändern?« Dann wird es eher still und ruhig.

Ich glaube, unser Verstand mag einfach keine Veränderung, da er sonst die Kontrolle verliert. Oft hat uns vielleicht Veränderung verletzt, da es nicht unsere eigene Entscheidung war. Wir waren in diesem Moment fremdbestimmt. Das mögen wir nicht. Auch die Wirtschaft verändert und wandelt sich. Wandel kann gut sein. Was wir auf der Welt zurzeit erleben, ist die Verschiedenartigkeit. Seit der Erfindung des iPhones im Jahr 2007 tragen wir die Welt in der Hosentasche. Die kulturellen Vermischungen und das Wachsen der Wirtschaft lassen sich nicht aufhalten und machen vielen Mühe. Wir wünschen jedoch das Wachstum und erleben deshalb die nächste Welle der Sinuskurve. Das, was wir mit Bestimmtheit lieben und brauchen, ist die Einzigartigkeit.

Veränderung kann Freude machen. Veränderung kann jedoch auch Angst machen.

- *Veränderung, die Angst macht*
  Das Ozonloch wird immer größer. Im Herbst 2015 erreicht es über der Antarktis eine Größe von etwa 26 Mio. Quadratkilometern, mehr als die Fläche Nordamerikas.
- *Veränderung, die Freude macht*
  Der Berliner Mauerfall vor 30 Jahren.
- *Veränderung zum Staunen*
  Früher gab es im Tante-Emma-Laden 100 Artikel zu kaufen. In heutigen Supermärkten existieren bis zu 45 000 Artikel.
- *Veränderung zum Lachen*
  Früher war es für Kinder eine Strafe, wenn sie nach Hause kommen mussten. Heute klingt es so: »Geh hinaus an die frische Luft!«
- *Einzigartige Veränderung*
  Steve Jobs erfand das iPhone. Die Welt ist heute ein Dorf.

– *Schmerzvolle Veränderungen*
Unfall, Krankheit, Trennung, Verlust eines lieben Menschen.

Wusstest du, dass negative Veränderungen immer denselben Verlauf nehmen? Ich habe dir dazu das Vierjahreszeiten-Baum-Modell entwickelt.

Phase 1 – Der Baum im Sommer In deinem wunderschönen grünen Garten steht ein gesunder, strammer Baum mit grünen Blättern. Zur selben Zeit erlebst du, in deiner vielleicht schönsten Jahreszeit, eine ungewollte Veränderung. Vielleicht wurde dein Arbeitgeber aufgekauft, du wurdest entlassen, wurdest vielleicht schwer krank, hattest einen Unfall, dein Partner flirtete zu intensiv oder ein liebgewonnener Mensch verstarb sehr plötzlich.

Die Jahreszeit des Sommers entspricht dem »nicht wahrhaben wollen«. Man kann die neue Situation rational nicht annehmen. Unser Verstand versteht es nicht. Man will das nicht. Wir können es nicht fassen, dass genau dies oder jenes und exakt jetzt mit uns passiert.

Phase 2 – Der Baum im Herbst Es flammen innere Emotionen auf. Wir sind wütend, traurig über die neue Situation. Wir empfinden Stress, haben Ängste und viele Fragen im Kopf. Die ehemals schönen, grünen Blätter am Baum sind braun geworden und fallen aus lauter Enttäuschung ab. Da ist auch der gut gemeinte Spruch »nichts bleibt wie es ist« keine Hilfe.

Phase 3 – Der Baum im Winter Alle Blätter sind gefallen. Es ist uns kalt ums Herz geworden. Unsere Emotionen haben sich gelegt. Wir suchen Wege und blicken in die neue, ungewisse Zukunft. Es folgt eine Neuorientierung, der wir uns fügen müssen. Wir haben eine Erfahrung gemacht und können es nicht ändern.

Phase 4 – Der Baum im Frühling Knospen bilden sich an unserem Baum und es können wieder Blätter sprießen. Die Natur stellt ein neues Gleichgewicht her. Freude kann wieder gefühlt werden, auch wenn es nicht mehr so ist, wie es einmal war, beginnt das Leben wieder sinnvoll zu sein.

In solchen Lebenssituationen tun wir gut daran, uns den Satz einzureden: »Es hätte schlimmer kommen können.« Dieser Satz weckt die Dankbarkeit in uns, denn es hätte tatsächlich schlimmer kommen können. Wenn du einen Unfall hattest oder krank bist, dann überlege dir, in welcher der vier Phasen bist du gerade? Was macht es mit dir? Was ist das Gute daran? Denn was du über die veränderte Situation denkst, ist deine Wahrheit. Heilung geschieht im Annehmen.

So kannst du mit Veränderungen besser umgehen:

1. Je nach Charaktertyp durchläuft jeder von uns die 4-Baum-Phase in seinem eigenen Tempo.Frage dich bei Veränderungen: In welcher Phase stecke ich fest und warum? Was macht es mit mir?
2. Sei aufrichtig dankbar, dass es nicht schlimmer gekommen ist. Das musst du aktiv tun!

3. Das Leben ist wie die Natur, immer in Bewegung. Es gleicht einer Sinuskurve und geht hinauf und herunter. Das ist normal.
4. Das Leben hat einen Anfang und ein Ende. Das scheinbare Ende ist jedoch mehr ein Übergang in etwas Neues. Versuchen wir, darin immer das Gute zu sehen.
5. Jeder Mensch hat einen freien Willen. Manchmal sind Veränderungen auch Chancen und Aufforderungen, selbst aktiv zu werden und daran zu wachsen. Nutzen und genießen wir jeden Tag, als wäre es der letzte.

Unsere positiv gefärbte Gedankenwelt, auch zum Thema Veränderung kann sie enorm viel Wertvolles und Gutes beitragen. Ich wünsche dir, dass du das immer wieder zulassen kannst.

Selbstheilungstipp 10

Jede Veränderung durchläuft die vier Phasen: Sommer, Herbst, Winter und Frühling.

Das Leben ist wie die Natur immer in Bewegung. Ich entscheide selbst, wie ich auf diese Phasen reagiere. Doch ab heute nehme ich jede Veränderung mit Freude mutig an, da ich dem Leben vertraue. Auch wenn mein Verstand manchmal nicht alles gleich versteht, weiß ich: Alles hat einen Sinn. Immer.

Das Gesetz der Polarität

Das Gesetz der Polarität enthält die Wahrheit, dass alle manifestierten Dinge zwei Seiten haben, zwei Aspekte, zwei Pole, zwei Gegensätze mit abwechselnden Stufen zwischen den beiden Extremen. Gleich und ungleich ist im Prinzip dasselbe. Gegensätze sind in ihrer Natur identisch. Wärme und Kälte sind Temperaturen, Liebe und Hass sind Gefühle, Dunkel und Hell sind Seinszustände des Lichts. Durch Polaritäten ist es überhaupt möglich, Sachverhalte zu werten. Jedoch gibt es in Wahrheit kein Gut und kein Böse, kein Groß oder Klein, kein Besser oder Schlechter. Alles ist eine reine Wertung vom individuellen Bewusstsein selbst. Was für den einen als gut empfunden wird, kann für den anderen etwas Schlechtes sein. Schlechte Ereignisse können jedoch auch hilfreich sein, um bestimmte Ziele zu manifestieren. Du wirst es sicherlich bereits erlebt haben, dass du erst dachtest, Pech zu haben, sich jedoch im Nachhinein herausgestellt hat, dass es gut war, dass es auf diese Weise passiert ist. Wer das Werten und das Urteilen über Polaritäten vermeidet, wird es leichter haben, seine Gedanken nach seiner Vorstellung zu manifestieren. Ältere Menschen nennen das Lebenserfahrung. Alte Seelen sind oft sehr in der Ruhe, denn sie wissen es innerlich, alles hat eine Polarität und wir sind Schöpfer davon. Alles hat seinen Sinn, und man kann etwas daraus lernen.

Im April 2007 hatte ich einen schweren Autounfall. Fünf Jahre Schmerzen und ein langer Leidensweg. Ich beschrieb es in anderen Büchern. Meine Mutter fragte mich kurze Zeit nach dem Unfall: »Warum hattest du diesen Unfall?« Ich wusste, ja, es hat einen Grund, doch der Moment war noch zu nahe. Rückblickend muss ich klar sagen, ohne diesen Unfall wäre ich heute nicht da, wo ich jetzt bin. Ich brauchte diesen Unfall für meine Erfahrung, um dem feinstofflichen Bereich wieder zu vertrauen, um diesen auszubauen und so den Menschen in die Gesundheit zu verhelfen.

Es bringt nichts, sich über scheinbar Schlechtes zu ärgern, denn man kann nicht einschätzen, ob diese Situation etwas hervorbringt, was dir für die Manifestierung deiner Lebensziele nützlich ist. Unsere Wertungen oder Urteile blenden uns nur vor der wahren Bedeutung der Situation. Wertungen und Urteile können sogar dafür sorgen, dass die gegebenen Chancen aus einer Situation überhaupt nicht genutzt werden. Achte deshalb stets darauf, dass du die Polaritäten im Leben wahrnimmst und alles als ein Ganzes siehst.

Du erkennst weise Menschen und alte Seelen daran, dass sie längst aufgehört haben, zu werten oder zu urteilen. Diese Menschen beobachten und erkennen die Weisheit der Entfaltung des eigenen Bewusstseins. Wir sind nur ein Wimpernschlag im Universum. Eine Seele, verkleidet mit einem Körper, die die Möglichkeit hat, Gefühle zu fühlen, um zu wachsen.

Immer mehr Ärzte fordern in Deutschland eine Rückbesinnung auf Heilkunst statt Profit

Bernhard Albrecht ist Wissenschaftsredakteur beim Magazin Stern. Am 15. September 2019 schreibt er einen interessanten Artikel über Medizin für Menschen. Immer mehr Ärzte fordern eine Rückbesinnung auf Heilkunst statt Profit. Obwohl der Bericht auf Deutschland ausgerichtet ist, sind seine Worte klar: »Die Logik der Ökonomie verdrängt das Ethos der Heilkunst. Sie macht unsere Kliniken kaputt und gefährdet Patienten. Ärzte wehren sich – und fordern eine Wende.«

Fast nirgends auf der Welt arbeiten derart viele und gut ausgebildete Ärzte und Pflegekräfte. Dennoch fehlt die Zeit für Gespräche mit den Patienten. So leistet sich Deutschland zwar eines der teuersten Gesundheitssysteme der Welt, neueste Therapien sind verfügbar, und doch sterben die Deutschen im Durchschnitt früher als die Menschen in vielen vergleichbaren Ländern. Griechenland gibt nicht einmal halb so viel Geld pro Einwohner für Gesundheit aus, aber die Lebenserwartung ist selbst dort höher.

Der *Stern* hat mit mehr als 100 Medizinern aus ganz Deutschland gesprochen, um Antworten zu finden – mit Assistenzärztinnen, Klinikdirektoren, Präsidentinnen von Fachgesellschaften und von Ärztekammern, mit Ethikern.

Fast alle vom *Stern* befragten Ärztinnen und Ärzte nannten zwei Ursachen für die Misere: extremer wirtschaftlicher Druck und das vor 16 Jahren eingeführte (und in seiner Radikalität international einzigartige) Abrechnungssystem nach »Fallpauschalen«. Ich denke, das trifft auf alle Länder zu: Mehr Rendite und eine übergeordnete Stelle, die sagt, was man einnehmen kann. Wenn ich mit Ärzten unter vier Augen spreche, dann haben viele diesen Weg gewählt, um den Menschen helfen zu können. Kein Wunder, werden solche Aussagen gemacht:

- Dr. med. Elsbeth Fischer* (*Namen von der Stern-Redaktion geändert) klagt über enormen Zeitdruck und berichtet von einem unnötigen Eingriff, den ihr Oberarzt durchsetzte.
- Dr. med. Arndt Dohmen spricht über den »fatalen Anreiz«, Amputationen durchzuführen, weil diese sich mehr rechnen als eine konservative Therapie.
- Dr. med. Maike Manz erzählt, welche falschen Anreize die Anzahl von Kaiserschnitten stark steigen lassen und welche Folgen das mit sich bringt.
- Prof. Dr. med. Ingeborg Krägeloh-Mann sagt: »Nur die Diagnose wird betrachtet, nicht der Patient in seiner Gesamtsituation.«
- Mehr Eingriffe, weniger Patientenwohl: Prof. Dr. med. Achim Schneider prangert wirtschaftlichen Druck in Kliniken an.
- Dr. med. Günther Jonitz wittert im Fallpauschalen-System »eine Gratwanderung an der Grenze zum Betrug«.
- Dr. med. Justus Hilpert musste während seiner Zeit im Krankenhaus feststellen, dass die Dauer von Beatmungen nicht immer im Sinne der Patienten festgelegt wird.

Mit Zuckerbrot und Peitsche machen sich in dieser Kampfzone Geschäftsführer ihre Mediziner gefügig. Es geht um Macht und Geld. Um sehr viel Geld. Mit weitverbreiteten Bonusverträgen korrumpieren sie Ärzte, vor allem solche in leitenden Positionen: Je mehr lukrative Patienten diese heranschaffen, umso höher werden ihre Sonderzahlungen. Tumorkranke etwa sind lohnend. Auch subtile Erpressung wirkt: Liefern Chefärzte nicht, werden ihren Abteilungen Stellen gestrichen. »Dann haben alle im Team Angst, noch mehr arbeiten zu müssen, und denken darüber nach, wie man Erlöse erzielen kann«, sagt Justus Hilpert, der früher eine Intensivstation leitete. »Der Arzt lernt, Patienten schon bei der Notaufnahme nicht nur nach dem medizinischen Bedarf zu klassifizieren, sondern ob sie Gewinn versprechen.« Das Perfide sei: Niemand schreibe ausdrücklich vor, so zu denken. »Der Arzt selbst meint, sich diese Vorschrift machen zu müssen.«

Gerade bei akuten Symptomen sind wir alle ausgeliefert. Eine Alternative scheint in solchen Fällen unmöglich, da die Zeit fehlt. Die Mehrheit der Ärzte gab an, Patienten aufgenommen zu haben, die »nicht unbedingt ins Krankenhaus gehören«, um mehr »Fälle« zu bekommen. Denn je mehr Fälle, desto sicherer das Überleben der Klinik.

2018 gab es in Deutschland für die 82,8 Millionen Einwohner knapp 2000 Kliniken. In der Schweiz gab es für die 8,5 Millionen Einwohner knapp 281 Spitalbetriebe und in Österreich für die 8,8 Millionen Einwohner 264 Krankenhäuser. Vorbild ist jedoch klar Dänemark. Für die 5,6 Millionen Einwohner gibt es nur 25 Krankenhäuser.

Dies dank einem vor 20 Jahren begonnenen Masterplan. Es wurden gezielt neue Kliniken gebaut, wo vorher keine waren, der Rettungsdienst wurde neu aufgestellt und die Erstversorgung anders organisiert.

Wenn das Krankenhaus oder Spital zu einem Unternehmen wird, stehen Macht und Geld an erster Stelle. So gibt es immer wieder mutige Ärzte, die aus dem System aussteigen. Ich erzähle gleich dazu eine spannende Geschichte.

Umsatz der 20 größten Pharmaunternehmen im Jahr 2017

Ach ja, und wenn wir schon bei der Schulmedizin angekommen sind, ist Folgendes vielleicht auch ganz interessant: Die 20 größten Pharmaunternehmen der Welt machten 2017 zusammen einen Umsatz von 525,5 Milliarden Dollar. Das würde so auf deinem Bankkonto aussehen: 525 500 000 000,– $. Das sind über eine halbe Billion Dollar, jedes Jahr! In zehn Jahren sind das über fünf Billionen. Okay, so viel wie Dagobert Duck ist es noch nicht, doch sie sind auf dem richtigen Weg (siehe http://medizin-aktuell.eu/die-20-groessten-pharmaunternehmen-der-welt/).

Ein Placebo scheint bei diesem Umsatz nicht erwünscht zu sein oder es wird belächelt.

Die Trennung von der Natur fördert den Konsum von Medikamenten. So vergessen viele, dass wir bei einer Erkältung mit Kamillentee inhalieren können und so die

Entzündungen in Nase und Atemwegen lindern. Bei Magen-Darm-Infektionen durch Bakterien hilft Kamillentee durch seine antibakterielle Wirkung und lindert die Magenkrämpfe. Ein Teebeutel kostet ca. 2 Rappen/Cent, 50 Stück 1,10 CHF. Gute Besserung.

Antidepressiva wirken kaum besser als Placebos

Forscher des renommierten Nordic Cochrane Centre in Kopenhagen relativierten nach Auswertung von über 500 Studien die Wirkung von Antidepressiva. Demnach hätten die Medikamente zur Behandlung depressiver Patienten zwar eine Wirkung, doch sei diese nur unwesentlich höher als jene von Placebos.

Während erste Stimmen Konsequenzen für die Gesundheitspolitik fordern, sieht der Direktor der Psychiatrischen Universitätsklinik Zürich Antidepressiva weiterhin als »unverzichtbaren Baustein in der Behandlung«, laut einem Bericht im Schweizer Fernsehen vom August 2019.

Es ist ein Milliardengeschäft. Gemäß der Weltgesundheitsorganisation WHO leiden über 300 Millionen Menschen auf der Welt an Depression – Depression ist weltweit die häufigste Ursache für Arbeitsunfähigkeit. »Die Kosten für Antidepressiva in der Schweiz machen im Jahr ungefähr 200 Millionen Schweizer Franken aus«, sagt Eva Blozik. Die Ärztin und Privatdozentin am Institut für Hausarztmedizin an der Universität Zürich leitet bei der Helsana den Bereich Gesundheitswissenschaften. Sie sagt:

»Es sind sehr viele Bezüger in der Schweiz betroffen – weit über 700 000 Personen.« Und: »Wir haben sehr viele Personen, die Antidepressiva über mehrere Jahre hinweg nehmen.« (Rathgeb, 2019)

Selbstheilungstipp 11
Dass die Schulmedizin im Notfall für dich da ist, ist ein gutes Gefühl. Es ist aber enorm wichtig, dass du selbst für deine Heilung sorgst. Sei dein eigenes Placebo. Löse deine Blockaden, gehe hinaus in die Natur, hilf anderen Menschen, denen es schlechter geht als dir, und meditiere, bis dir die Ohren wackeln.

Ich tu so, also wäre ich 20 Jahre jünger

Mit dem »Tu so als ob« habe ich schon viel in mein Leben gezogen. Wie im Buch *Jenseits der Logik* erwähnt, habe ich 2003 so meine Traumfrau bestellt. Kann ich mit dem gleichen Prinzip auch Selbstheilung erlangen? Wenn ich mir also vorstelle, ich sei 20 Jahre jünger, werde ich dann auch jünger?

Ellen Langer ging genau dieser Frage nach und machte dazu ein beeindruckendes Experiment. Die amerikanische Sozialpsychologin und Harvardprofessorin startete 1979 ein Experiment mit älteren Menschen in einem abgeschiedenen Kloster in New Hampshire, das ihre Sicht auf das Altern entscheidend beeinflussen sollte. Männer im Alter zwischen Ende 70 und Anfang 80 wurden in zwei Gruppen zu je acht Teilnehmern aufgeteilt. Beide Gruppen hielten sich für eine Woche in einer Umgebung auf, wie sie 1959 existierte, mit Schwarz-Weiß-Fernsehen, Musik von Nat »King« Cole und Filmen wie *Ben Hur*. Gleichzeitig wurde die experimentelle Gruppe aufgefordert, sich vorzustellen, es sei tatsächlich das Jahr 1959. Alles, was in ihrem Leben nach dieser Zeit geschah, sollte in der Woche tabu sein. Die Kontrollgruppe erhielt die Aufgabe, sich rückblickend mit dem auseinanderzusetzen, was sie 1959 beschäftigte.

Das Ergebnis des Experiments: Beide Gruppen waren »jünger« geworden, aber bei denen, die sich 20 Jahre zurückversetzt hatten, waren deutliche Veränderungen messbar: So hatte sich unter anderem die Beweglichkeit ihrer Gelenke verbessert, sie sahen und hörten besser, und in Intelligenztests waren stärkere Verbesserungen festzustellen. Auf Fotos wurden alle Teilnehmer der experimentellen Gruppe von neutralen Betrachtern nach dem Versuch als deutlich jünger bewertet (Werner, 2010).

Der Satz »Wir sind so jung, wie wir uns fühlen« unterstreicht die mentale Kraft unserer Gedanken. Langer sagt: »Wie wir alt werden, wird stark von unseren Vorstellungen vom Altern beeinflusst, davon, welche Bilder wir vor Augen haben, wenn wir an alte Menschen denken.«

Vielleicht ist dir schon aufgefallen, dass wir uns oft unbewusst mit unseren Eltern vergleichen. Sind diese früh gestorben, haben wir Angst, dass uns das auch widerfährt. Sind unsere Eltern alt geworden, sagen wir oft unbewusst:

»Unsere Familie hat gute Gene.« Doch schlussendlich ist es dein Geist und dein Wille, der darüber entscheidet. Deine Gedanken bilden die Materie. Punkt. Glaubst du nicht? Dann lies folgende Geschichte.

In welchem Ausmaß der Geist den Körper beeinflusst, zeigen auch die Versuche des amerikanischen Sozialpsychologen John Bargh (2018). Er ließ die Teilnehmer einer Experimentalgruppe Kreuzworträtsel lösen, die negative Aussagen über das Älterwerden enthielten – etwa »man wird schwerhörig«, »man sieht schlechter«, »im Alter wird die Stimmung grau und das Leben schwer«, »Es gibt viele Hautfalten.« Eine Kontrollgruppe löste Rätsel mit neutralen Wörtern. Danach wurden alle Probanden in ein anderes Gebäude geschickt, und die Forscher stoppten heimlich die Zeit, die jeder für den Weg benötigte. Und siehe da: Diejenigen, die sich mit Begriffen aus der Welt der schwachen Senioren beschäftigt hatten, liefen nachweislich langsamer als die anderen.

»Priming-Effekte« nennen Psychologen das Phänomen, das Wörter oder Bilder beim Menschen persönliche Assoziationen an frühere Erfahrungen auslösen oder den Glauben daran wecken und so sein Verhalten beeinflussen. »Priming« aktiviert Gedanken, die wir unaufmerksam aufgenommen und verinnerlicht haben«, sagt auch Ellen Langer (Werner, 2010).

Der Fokus folgt der Aufmerksamkeit. Es ist demnach sehr wichtig, was wir unserem Unterbewusstsein, also dem inneren Elefanten täglich füttern. Denn du nährst mit deinen Gedanken deine persönliche Energie. Diese Energie ist dein Nährboden. Sage also immer wieder zu dir: Ich bin ein König, ich bin ein Kaiser und ich liebe mich.

Aber ist es wirklich wichtig, was ich tief in mir über das Altern denke? In diese Richtung weist eine Studie, die Langer in ihrem Buch beschreibt (Werner, 2010).

Darin fand ihre frühere Studentin Becca Levy mit Kollegen heraus, dass die innere Einstellung von Menschen mehr zu ihrer Gesundheit beitragen könnte als physiologische Faktoren, die Patienten und Ärzte typischerweise im Blick haben.

Sie untersuchten dabei die Lebensspanne von mehr als 650 Menschen in Oxford, Ohio, die 1975 gebeten worden waren, in einem Fragebogen negative oder positive Sätze zum Alter anzukreuzen. 20 Jahre später fanden die Forscher heraus, dass diejenigen, die das Altern positiver betrachteten, im Durchschnitt 7,5 Jahre länger lebten als jene, die eine negative Haltung hatten.

Gern zitiere ich hier nochmals den Zellbiologen Bruce Lipton. Er sagt: »Die Wissenschaft ist da ganz klar und hat eine Tatsache anzubieten, nämlich die, dass weniger als 1% aller Krankheiten mit genetischen Faktoren in Verbindung zu bringen sind. Und da muss man sich doch überlegen, was machen die 99 %, die mit Krankheiten verbunden sind? Wenn man die 99 % aller Krankheiten betrachtet, dann sind die eigentlich nur mit Stress in Verbindung zu bringen. Vor 30 oder 40 Jahren habe ich persönlich auch noch unterrichtet, dass Gene dein Leben bestimmen und kontrollieren. Wir haben das alle geglaubt. Noch heute gibt es Ärzte in Krankenhäusern, die dir sagen, das ist genetisch. Sie fragen Krebs-Klienten als Erstes, ob es diese Krankheit auch schon in ihrer Familie gab. Wenn man das glaubt, bedeutet das für den einzelnen Menschen, dass man zum Opfer wird. Als Opfer meines Erbgutes kann ich eigentlich nichts tun und nichts verändern und habe keine Kontrolle über mein Leben. Opfer bedeutet, keine Macht über dein Leben zu haben. Dies ist eine unglückliche Situation. Wenn Gene für weniger als 1 % der Krankheiten verantwortlich sind und wir herausgefunden haben, dass deine Umgebung und dein persönlicher Stress die primären Faktoren für die 99 % der Krankheiten auf dem Planeten verantwortlich sind, dann solltest du deine Umgebung so gestalten und verändern, dass du auf keinen Fall Stress hast. So wird alles für dich kontrollierbar.

Solange man aber glaubt, dass man ein Opfer ist, werden die Verhaltensweisen und die Handlungen sich niemals günstig auf die Unterstützung deiner Gesundheit auswirken, denn man hat ja innerlich den Glauben: Ich kann nichts machen, ich kann nichts dafür, ich bin ein Opfer. Wer das glaubt, kommt nicht über diesen Opferstatus hinaus.

›Wissen ist Macht‹. Die andere Seite davon bedeutet: ›Ein Mangel an Wissen ist ein Mangel an Macht.‹ Es ist jetzt Zeit für Wissen und es ist Zeit für Macht. Es ist Zeit, dass das Einzelwesen erkennt, wie stark es ist und wie viel Macht es hat, Gesundheit zu erschaffen.

Wenn du zu den 99 % der Menschen gehörst, dann solltest du blühen und gedeihen auf dieser Erde, denn dann sind deine Probleme nicht mehr genetischer Natur, sondern rein bewusstseinshaft.« (Bruce Lipton sagt das am Online-Kongress »Flow Summit 2018«)

Das heißt mit anderen Worten: Epigenetik ist ein Fachgebiet der Biologie, das sich mit der Frage befasst, welche Faktoren die Aktivität eines Gens und damit die Entwicklung der Zelle zeitweilig festlegen. Du bist kein Opfer der Gene. Es kommt nicht auf die Gene an. Die Gene sind mehr eine Bibliothek von Möglichkeiten, die ich mir mit meinem Denken wähle. Wenn du also in die Bibliothek gehst, welches Buch wählst du? Dein daraus entstehendes Gefühl bestimmt, was in die Zellflüssigkeit für deine Gene kommt. Wähle, doch wähle weise.

Ist das nicht unfassbar genial? Das muss man sich auf der Zunge zergehen lassen. Du wählst mit deinem Denken das Gen aus deiner Bibliothek. Ich bin der gleichen Ansicht wie Bruce Lipton. Weiter hinten im Buch findest du eine Anleitung dazu.

Selbstheilungstipp 12
Ich wähle mit meinen Gedanken bewusst meine eigenen Gene aus meiner Bibliothek. Ich erkenne: Ich bin kein Opfer, ich bin ein König!

So werden Glaubenskonstrukte in den Familien weitergegeben

Ein Kind ist ab der Geburt energetisch zu 100 % mit den Eltern über die sieben Haupt-Chakren verbunden. Alles, was die Eltern DENKEN, FÜHLEN und oft auch sagen, geht 1:1 in die Energie des Kindes. Wenn also der Vater Existenzängste hat oder die Mutter nervlich sehr unruhig ist, überträgt sich das auf das Informationsfeld des Kindes und wird dort gespeichert. Natürlich werden auch die guten Informationen, wie Liebe, Ruhe, Glaube, Freude, Kraft usw. gespeichert. Durch dieses Denken entsteht ein Schwingungsfeld. Beeinflusst wird es auch von den genannten Gesetzen in diesem Buch.

Beim Kind löst sich alle zwei Jahre, von unten her, ein Chakra ab. Es kommt so Schritt für Schritt in die eigene Energie. Dank der eigenen Persönlichkeit, den eigenen Erlebnissen, gemischt mit den gespeicherten Informationen der Eltern, wird der Mensch im Gedankengut geformt. Mit ca. 14 Jahren ist es komplett in der eigenen Energie unterwegs. Alle Chakren sind gelöst und es ist abgenabelt von den Eltern. Das Kind kommt in die Pubertät. Der Übergang in die Pubertät kann sich, je nach Geschichte der Eltern, stärker oder schwächer zum Ausdruck bringen.

So ist es fundamental wichtig zu erkennen, wie dein Lebensstil ist. Denn dieser hat einen Einfluss auf die Wahl des Gen-Buches in deiner Gen-Bibliothek:

- Wie gehst du mit Herausforderungen um?
- Welche Einstellung hast du zu deinem Körper?
- Wie ist die Balance zwischen Ruhe und Anspannung?
- Wie findest und pflegst du soziale Kontakte?
- Wie gehst du mit Emotionen um?
- Wie spürst du, wie es deinem Körper geht?
- Wie spürst du, was deine Seele will?

Was glaubst du, wie alt wirst du?
Oft haben wir das Gefühl, dass, wenn unsere Eltern früh sterben, das für uns dann auch gilt. Umkehr: Wenn unsere Eltern alt wurden, dann werden wir auch alt. Was ich glaube, wird geschehen. Tatsache ist jedoch, wenn man gern lebt, Freude und Spaß hat und seinem Lieblingshobby nachgeht, wird man auch alt. Wenn man sich nicht einreden lässt, was andere sagen, ist man sicher in der Lage, über 100 Jahre alt zu werden. Oder nochmals anders: Woher hast du die Information über dein Denken, wie alt du wirst?

Gedanken sind stärker als Medizin

Es gibt zum Glück immer wieder Ärzte, die Heilungen oder Spontanheilungen genauer hinterfragen und erkennen, dass die Gedankenkraft eines Klienten für die Genesung stärker war als Medizin. Dr. med. Lissa Rankin ist eine davon. Sie hat in ihrem Buch: »*Warum Gedanken stärker sind als Medizin*« ein wundervolles Werk von wissenschaftlichen Beweisen für die Selbstheilungskraft geschrieben.

Sie hatte über 12 Jahre eine klassische Ausbildung, 8 Jahre klinische Erfahrung und war so durch und durch beeinflusst von der Schulmedizin. So galt auch für sie: Was ich kenne, das glaube ich. Sie glaubte aufgrund ihrer Ausbildung und Berufserfahrung nur das, was mit klinischen und wissenschaftlichen Beweisen untermauert war.

Ihr Vater war ein Schulmediziner der alten Garde und fand Esoterik Schwachsinn. Einen Menschen gesund oder krank denken gab es für ihn nicht. Dennoch kam es vor, dass gewisse Professoren gewisse Krankheiten als psychosomatisch einstuften. Psychosomatik bezeichnet in der Medizin eine ganzheitliche Betrachtungsweise und Krankheitslehre. Dabei ist man oft in einem Teufelskreis gefangen. Beispiel:

1. Durch das Körperbewusstsein wird ein Schwindel wahrgenommen.
2. Dieser wird als unangenehm oder bedrohlich empfunden.
3. Innere Gedanken nähren die Angst, es könnte etwas Schlimmes im Körper passiert sein.
4. Durch diese Gedanken gibt es eine körperliche Anspannung.
5. Dadurch wird der Körper in einer Schonhaltung und völlig verkrampft beobachtet und fühlt, der Schwindel ist immer noch da.

   Alles beginnt wieder von vorn.

In ihrem Buch erzählt sie von einer Frau, bei der ein bösartiger Tumor verschwand, den man bestrahlte. Hinter vorgehaltener Hand kam dabei heraus, dass das Bestrahlungsgerät kaputt war und keine Strahlung vom Gerät ausging. Die Klientin habe es nur geglaubt, die Ärzte auch.

Sie hatte es nur geglaubt. Ein Kollektiv glaubt an etwas und es geschieht. Das scheint unfassbar und jenseits der Logik.

In meinem Buch *Jenseits der Logik* erzähle ich die Geschichte von Roger Bannister. Der Brite brach am 6. Mai 1954 einen historischen Rekord. Er rannte als erster Mensch auf dem Iffley Road Track der Oxford University eine Meile unter vier Minuten. Seine damalige Zeit war 3:59:04 Minuten. Obwohl Ärzte, Psychologen, Therapeuten und Sportlerkollegen sagten, das sei unmöglich, schaffte er es. Doch das wirklich Spezielle daran: Innerhalb eines Kalenderjahres schafften es 300 weitere Sportler auch, nur weil man wusste, es ist möglich. Man konnte es sich plötzlich vorstellen, dass es geht. Übrigens, der aktuelle Rekord liegt bei 3 : 43 : 13 Minuten, aufgestellt durch den Marokkaner Hicham El Guerrouj.

Wenn ein Kunde nach einer meiner Behandlungen schmerzfrei ist oder er innerhalb von Sekunden tiefe Blockaden gelöst hat, erzählt er das weiter, und es kommen seine Freunde oder Familienangehörige zu uns. Sie wissen bereits, es ist möglich, und der Heilungsprozess geht noch schneller. Einfach, weil sie wissen, es ist möglich.

Und dann war da noch die verrückte Geschichte auf der Onkologie. Bei einem Onkologen wies das Forschungsprotokoll für ein Chemotherapeutikum namens EPOH nur leichte positive Ergebnisse aus, während ein anderer von extremen Behandlungserfolgen berichtete. Wie war das möglich? Den Gerüchten zufolge soll dieser Arzt beim Durchgehen des Medikamentenbogens im Patientengespräch den Namen des Präparates einfach umgedreht haben: Statt ihnen EPOH zu injizieren, gab er ihnen HOPE, also Hoffnung. (Rankin, 2014)

Alle diese Beispiele sollen dir zeigen, dass in dir ein unglaubliches Potenzial an Gesundheit steckt. Du hast einen Schatz in dir, dem du vertrauen kannst. Wisse, um zu glauben. Glaube, um zu wissen!

Selbstheilungstipp 13
Unsere Zellen brauchen zur körperlichen Gesundung Liebe und tiefe Entspannung. Unser Geist braucht das Wissen, wer wir wirklich sind, und unsere Seele darf so den Seelenauftrag in Liebe leben. Verabreiche dir täglich eine Portion HOPE, also Hoffnung, und glaube an dich.

Eigenes Gesundheitsrezept ausstellen

Kommen wir zurück zu Dr. Lissa Rankin. Nach 20 Jahren Berufserfahrung hatte sie genug, ihren Alltag mit täglich ca. 40 Patienten in 7:30 Minutentakt zu bestreiten. Eine Arztgehilfin in Zürich berichtete mir sogar, dass ihr Arzt 70 Klienten am Tag schaffe. 70 Klienten? Das gleicht schon sehr einer Massenabfertigung, um möglichst viel Geld zu verdienen. Ein aufbauendes Gespräch mit Vertrauen kann so nicht mehr stattfinden.

Dr. Lissa Rankin kündigte ihren Job und machte sich mit der neuen Erkenntnis selbstständig. Sie sagte: *»Kunden sollen sich selber ein Rezept ausstellen.«* (Rankin, 2014)

Mit diesen drei einfachen Fragen führt sie die Menschen in die Gesundheit. Du kannst dir diese Fragen auch gleich beantworten. Sie führen in die Selbstheilung:

1. Was fehlt dir?
2. Was glaubst du, was könnte die tiefere Ursache für deine Blockade oder Krankheit sein?
3. Was also braucht es für eine Heilung?

Wenn du dir ein Rezept selbst ausstellen würdest, was stünde darauf?

Antworten und Handlungen, die dich gesund machen

Die drei wertvollen Fragen und die Idee von Dr. Lissa Rankin führten mich dazu, meine Kunden auch zu analysieren. Ich stellte für mich bald Folgendes fest.

- Gesunde Ernährung ist unbestritten wichtig für den körperlichen Zustand und den Zellaufbau. Verzichte auf Fleisch, Zucker und Weizen.
- Ergänze, wenn nötig, Einnahmen von pflanzlichen Er-

nährungsmitteln. Das kann dein gesamtes System stärken. Noch besser ist natürlich viel frisches Obst und Gemüse.

- Viel Wasser oder guten Tee zu trinken, hilft für die Vitalität und stärkt deinen Körper. Bedenke, du bestehst zu 70 % aus Wasser.
- Körperliche Bewegung unterstützt die Aktivität in dir. Bewegung massiert die Organe, pumpt den Sauerstoff durch deinen Körper und hält dich schlicht am Leben. Dazu wird dein Nervensystem beruhigt und entspannt. Innere Emotionsspannung kann so aus dem Körper ausgeleitet werden.

Gesund bleibe ich:

- Wenn ich Liebe, Freude, Glück und Zufriedenheit im Leben habe und fühle.
- Wenn ich Raum für meine Emotionen und Empfindungen zulassen kann.
- Wenn ich meiner eigenen inneren Stimme vertraue und ihr folge. Wenn ich mich von der spirituellen Ausrichtung getragen fühle. Wenn ich mir meiner Energie bewusst bin, sie reinige, hege und pflege.
- Wenn ich weiß: Der Heiler ist in mir.

Dabei ist es wichtig, dass wir in eine gesunde Zukunft blicken können. Folgende Fragen helfen dir dabei:

- Wie führe ich ein authentisches Leben im Einklang mit allem, was ich wünsche?
- Wer wäre ich, wenn ich keine Angst hätte?
- Was sind meine Wünsche, Träume und Ziele?
- Wenn ich komplett finanziell abgesichert wäre, was würde ich tun?
- Bringt mich meine aktuelle Situation (Job, privat) meinen Zielen näher?
- Bin ich von schönen Dingen umgeben?
- Was halte ich zurück?
- Was oder wer hält mich zurück?
- Was will rausgelassen werden?
- Was ist meine Sehnsucht?
- Was ist meine Berufung, mein Beruf?
- Was ist mein Seelenauftrag?

Mit diesem Bewusstsein schaffe ich das Unmögliche

1. Ich bin ein beseelter Körper mit einem Seelenauftrag, der ein Gefühl erleben will. Dieses Gefühl macht mein Leben sinnvoll.
2. Mein Körper ist das Kerngehäuse, der Apfel um den Kern ist meine Aura, mein Energiefeld. Halte ich es sauber, dann geht es dem Kern gut und ich bin gesund.
3. Wenn ich die Kraft und die Macht der Konzentration anwende, dann ist dieser Fokus wie ein Laserpunkt, und ich komme so sehr schnell voran. Der Fokus folgt der Aufmerksamkeit.

4. Meine Gefühle kann ich konstruktiv über innere Bilder steuern. Meine inneren Visionen kann ich so extrem stärken und fast jedes Ziel erreichen. Um meine mentale Kraft für die Selbstheilung zu nutzen, muss ich meine Gehirnfrequenzen immer reduzieren. So habe ich den direkten Zugang für das Übernatürliche.
5. Ich verbinde mich gezielt über die Kraft der Gedanken und meiner Energie mit meinem Team, meinen Geistführern oder Engeln. Da man dieses Team nicht sehen kann, nennen es viele die geistige Welt. Ich nutze bewusst und gezielt diese Unterstützung. Sie sind immer bedingungslos für mich da.
6. Im Grunde ist alles schon da, ich muss es bloß zulassen.

Träume, Wünsche oder Ziele brauchen ein Datum. Sonst bleiben sie immer nur eine Sehnsucht in dir. Bis wann ist die neue Realität da? Oder bis wann beginne ich womit? Bis wann weiß ich, dass ich spüre, dass sich meine Wahrnehmung verändert hat? Bis wann starte oder habe ich meine eigenen Visionen?

Selbstheilungstipp 14

Angst und Zweifel sind Räuber meiner Realität und niedrig schwingende Energien. Sie ziehen mich herunter. Glaube, Hoffnung, Zuversicht, Dankbarkeit und Liebe schwingen höher und heilen mich. Sie ziehen mich wie ein Turbolift hinauf.

Kundengeschichte 6
Klientin ohne Haare

In meinen Energie-Coachings kommen immer wieder spezielle Begegnungen zustande. Eines Tages steht eine Frau, nennen wir sie Barbara, vor mir, komplett ohne Haare. Und ja, eine Frau mit Glatze sieht ein wenig speziell aus, fehlt doch gänzlich ein natürlicher Kopfschmuck.

Ich blicke in ihre Augen und begrüße sie freundlich. »Wie kann ich dir helfen?«

Sie lacht und meint: »Nun ja, das ist wohl kaum zu übersehen, mir fehlen die Haare. Von Kopf bis Fuß. Vor neun Jahren hat alles mit einem kreisrunden Haarausfall begonnen. Niemand konnte es sich erklären. Meine komplette Körperbehaarung hat sich damals begonnen zu lösen.«

Es versteht sich von selbst, dass für Barbara damit ein intensiver Leidensprozess begann. Des Weiteren berichtet sie über eine Einschränkung der Beweglichkeit der rechten Schulter. Aus schulmedizinischer Sicht kommt zum Thema Haarausfall rasch die Theorie eines genetischen Defektes oder einer genetischen Prädisposition ins Spiel. Nun, wir haben bereits darüber gesprochen. Meiner Meinung und Erfahrung nach ist hier »die Wurzel« das Thema. Vor neun Jahren musste Barbara etwas unglaublich Schlimmes erlebt haben, das diesen Prozess ausgelöst hatte, irgendwo lag der Grund dafür. Nichts ist Zufall, das sind meine Erfahrungen, Beobachtungen und daran glaube ich, da ich das in unzähligen Energie-Coachings beobachten und in der Regel lösen konnte.

Ich frage: »Was hast du vor neun Jahren erlebt?« Sie muss nicht überlegen und sagt: »Ich habe vor neun Jahren eine sehr stark belastende Situation erlebt. Ich erinnere mich sehr gut daran. Mein psychisches Leiden war zu dieser Zeit immens. Doch ich möchte nicht ins Detail gehen.«

Ich: »Das ist auch nicht nötig, ich kann dich gut verstehen.« Ich erkläre ihr meine Arbeitsmethoden. Dann fühle ich als Erstes durch ihren Lebenskalender und löse besagtes Ereignis, das diese Leidensphase initiiert hatte, auf bzw. harmonisiere es. Das bedeutet, wir konzentrieren uns nicht, wie in der Psychotherapie, verbal auf das Thema, sondern nehmen die Resonanz dazu weg, sodass Selbstheilung ausgelöst werden kann. Vergleichbar ist das mit einer bewusst vorgenommenen Versöhnung, die Versöhnung mit einer Zeit, in der starkes Leiden und übermäßiger Stress erlebt wurden. Wir neutralisieren die Energie, sodass das Gefühl dazu neutral ist.

Die Geschichte unserer Klientin war sehr traumatisch. Barbara hatte unbewusst einen massiven Schock erlebt, den sie auf einer Skala von 1–10 bei 10 noch immer fühlen konnte. In Bezug auf ihre Persönlichkeit stellen wir fest, dass sie eine gute Selbstwahrnehmung besitzt und sich unbedingt vermehrt abgrenzen muss. Sie sollte dringend mehr Raum für sich einnehmen. Ich klinke mich nach der ersten Behandlung in ihr Seelenchakra ein, schaue mir ihr Ist-Bild nun genau an und frage mich dabei innerlich: »Warum hat sie sämtliche Haare verloren? Welches ist der sichtbare Grund dafür?«

Folgende Geschichte sehe ich im Seelenchakra: ein panisch verängstigtes Kind, mitten im Krieg. Es findet den schützenden Vater nicht mehr. Die Panik steigt, es fühlt sich allein, komplett ohne Schutz und unter enormem Stress.

Ein bereits stark verängstigtes Kind, das zusätzlich den Vater verliert? Unermessliche Panik. Kein Wunder nennt Barbara noch immer die 10. Genauso fühlt sich die Energie an, meint sie, als ich ihr die Geschichte erzähle. Meine gesehenen Bilder sind natürlich nur Metapherbilder, also Symbolbilder, für die erlebte Situation. Wenn ich dem Klienten seine Geschichte aus dem Seelenchakra erzähle, passt diese immer zu 100 %. Der Grund ist einfach. Ich bin, wie schon erwähnt, nur der Übersetzer der Energie. Es sind Bilder aus der Seele des Klienten und keine von mir.

In ihrem Fall neutralisierte ich die erlebte Geschichte und ließ sie im Seelenchakra umschreiben. Die neue Wahrheit heißt: Alle haben nur Verstecken gespielt. Das Chaos und der Krieg waren nur laute Musik und Menschen, die fröhlich getanzt haben. Als Barbara aus ihrem Versteck hochblickt, erkennt sie, dass alle schon gefunden wurden, nur sie nicht. Dann spürt sie große Freude und tanzt freudig zum suchenden Vater, der sie mit offenen Augen stolz in den Arm nimmt. Alle tanzen und lachen und spüren die reine Lebenslust.

Ohne dass ich Barbara die Geschichte erzähle, fordere ich sie auf, ihre Gefühle zu erforschen und mir diese auf einer Skala von 1–10 einzustufen. Wie so oft, sie kann es nicht mehr greifen. Die Angst und das Stressgefühl sind weg. Ungläubig schaut sie mich an. Ich lächle, da ich weiß, was in ihr gerade geschieht. Sie: »Also, ich kann es nicht mehr ordnen. Es ist gerade weg. Null nichts. Ist das möglich?« Hier ist es immer der Verstand, der nochmals »Hallo« sagt. Er versteht es eben nicht. Erst jetzt erzähle ich ihr die Geschichte vom Verstecken und vom Tanzen. So erlebt sie eine Doppelbestätigung und freut sich.

Meine Arbeit ist noch nicht ganz fertig. So lasse ich ihr über das Seelenchakra noch Haare am ganzen Körper nachwachsen. Selbstverständlich behandelten wir ihre schmerzende Schulter ebenso auf verschiedenen Ebenen.

Ich merkte deutlich, dass die Klientin für diese Veränderung Zeit brauchen würde. So sind wir Menschen unterschiedlich, die einen kommen mit Schmerzen in die Praxis und verlassen sie schmerzfrei, andere benötigen ein bis zwei Wochen für eine Veränderung und wiederum andere können gar nicht loslassen.

Einen Monat nach dem Energie-Coaching erhielt ich von ihr eine E-Mail:

»Lieber Bruno, meine Rückmeldung an dich steht, wie so vieles, schon lange auf meiner To-do-Liste. In der Behandlung widmetest du dich meiner fehlenden Behaarung und der rechten, schmerzenden Schulter. Die Schmerzen dauerten noch etwa zwei Wochen, bevor eine deutliche Verbesserung eintrat, die mein Herz sehr erfreute. Vielen Dank an dieser Stelle. Meine Haare, hm … Fehlen die mir eigentlich? Hierzu eine Anekdote: Eines Morgens während meines täglichen Schminkabenteuers – du musst wissen, dass es ein echtes und zeitraubendes Abenteuer ist, fehlende Augenbrauen zu schminken – entdeckte ich drei neue Wimpern und ein kleines Büschel Nasenhaare. Ich musste herzhaft lachen und wollte dich bitten, beim nächsten Energie-Coaching doch bitte präziser vorzugehen; an gewissen Körperstellen kann ich gut auf Haare verzichten. Grins! Nein, das ist natürlich Spaß! Ich freue mich riesig darüber. Auch freue ich mich schon jetzt auf den nächsten Termin bei dir. Du wirst dann persönlich meinen Haarwuchs begutachten können.«

Auch ich musste beim Lesen der Nachricht herzhaft lachen und freute mich sehr.

Lebenskalender und die Verbindung nach oben

Extra für dieses Selbstheilungsbuch habe ich eine Spezialübung entwickelt. Der Lebenskalender, der von Horst Krohne »erfunden« wurde, wird von der Idee her immer »an anderen« angewendet. Rein therapeutisch ist das sehr sinnvoll und genial, um tiefe Blockaden aufzulösen.

Nun wollte ich, speziell für dich und dieses Buch, wissen, ob es eine Möglichkeit gibt, damit du das auch selbst an dir anwenden kannst. Nach diversen Tests und Experimenten an Freunden und mit Kunden, kann ich dir hier ein Tool erklären, sodass du deine Traumata und Schocks selber lösen kannst. Das ist sensationell, so bist du von niemandem abhängig.

Es gibt zwei Wege zur Auflösung: Du hast Unterstützung von deinem inneren Heiler (deiner inneren Heilerin) oder via Herz-Energie und so über das Quantenfeld. Damit es dir mental und rein logisch leichter fällt, habe ich dir in der folgenden Version den Weg mit deinem inneren

Heiler aufgeschrieben. Die Quantenfeld-Version, über das Herz-Feld, kannst du selbst zusammenstellen, sobald du weiter hinten im Buch diese Inhalte gelesen hast.

Deinen inneren Heiler findest du in der geistigen Welt. Bitte sei offen für diesen Schritt. Ich gebe dir hier eine Schritt-für-Schritt-Anleitung.

Kommunikation mit deinem inneren Heiler

Die Basis für die Kommunikation mit deinem inneren Heiler, einer Urenergie, deinem Geistführer, deinem Herz-Raum oder wie auch immer du das nennen willst, ist das Vertrauen. Ohne geht es nicht. Der Einfachheit halber spreche ich in den folgenden Zeilen von deinem inneren Heiler in der männlichen Form.

Basis – Vertrauen:

1. Vertrauen in die Urenergie oder in Gott.
2. Vertrauen in dich.
3. Vertrauen in deinen inneren Heiler. Behandle ihn wie einen guten weisen Freund.

Damit die Kommunikation gut klappt, schließe die Augen und entspanne dich. Es sind drei Schritte nötig, um Kontakt mit ihm aufzunehmen:

Schritt 1: Die Absicht – ich rufe meinen inneren Heiler.
z. B.: Lieber innerer Heiler,
– komm zu mir,
– ich möchte mit dir sprechen.

Du kannst auch mit einer geführten Meditation zu deinem Kraftort gehen und ihm dort begegnen. Eine solche Meditation findest du auf meiner Website.

Fühle nun, was bei dir geschieht. Beobachte dich und deinen Körper. Was spürst du?

Schritt 2: – Sprechen

- Erzähle ihm von deinem Tag oder was dich bedrückt.
- Bitte allenfalls konkret um Hilfe für deine Projekte, Heilungen oder Blockaden.

Schritt 3: Komme mit Fragen in eine Kommunikation. z.B.:

- Was ist jetzt wichtig zu wissen?
- Worauf soll ich heute achten?
- Was ist mein nächster Schritt?
- Hast du eine Botschaft für mich?

Du musst hier offen für die Antworten sein. Achte auf deine Eingebungen, inneren Bilder, das plötzliche Wissen. Sei mit allen Sinnen offen. Neben Heilungen kannst du natürlich auch »Bestellungen« aufgeben. Diese können, je nach »Anbindung«, sofort oder erst in ein paar Wochen kommen. Hier muss man wachsam bleiben.

Wenn du nun mit dem Lebenskalender an dir arbeitest, dann musst du vertrauen, dass dein innerer Heiler dir hilft. Er ist dein bester Freund. Du musst ihn nur »rufen«. Da wir ihn jedoch nicht sehen oder in der Schule gelernt haben, glauben viele nicht daran. Doch bestimmt hast du ihn bei den obigen Übungen auf irgendeine Art und Weise gespürt. Bei meinen Seminaren haben bis zu 95 % der Menschen ein Gefühl am Körper oder im Herzen. Wie ist das bei dir?

Erinnere dich an das Energieband auf deinem Kopf. Von den Ohrenspitzen gehst du hoch, auf den Kopf. Dort ist das Alter null. Der Lebenskalender ist wie ein Maßband und geht von dort nach hinten runter, bis etwa dort, wo der Knochen aufhört, dort ist das Alter 90.

Frage mit deinem Körperpendel deine Jahre durch oder gehe punktuell vor. Nehmen wir an, du hast mit 16 Jahren ein schlimmes Erlebnis gehabt. Frage mit dem Körperpendel ab: »Hatte ich eine Blockade mit 16 Jahren?« Der Körper geht nach vorn.

In einem entspannten Zustand legst du nun deine »schwächere Hand«, bei Rechtshänder somit die linke Hand, auf den Kopf, auf das ungefähre Alter 16. Du kannst es nur richtig machen, da der Fokus mit deiner Absicht schon gelegt ist.

Die »stärkere Hand«, bei Rechtshänder somit die rechte Hand, legst du nun auf dein Herzchakra. Schließe die Augen, nimm einen tiefen Atemzug und entspanne dich. Du musst dich in dieser Phase sehr fallen lassen und innerlich sehr ruhig sein.

Bitte deinen inneren Heiler um Harmonisierung von diesem Lebensereignis. Gehe dazu in einem Wort oder einem Satz an das Thema heran. Zum Beispiel: »Krise mit 16 wird jetzt harmonisiert.« Gehe dabei auf keinen Fall in die Emotion der damaligen Situation, sonst bleibt alles wie bisher. Lass nun einfach das Gefühl im Vertrauen los und vertraue auf deinen inneren Heiler. Denke nichts. Fühle einfach. Er löst es mit dir zusammen gezielt jetzt auf und du erlebst eine tiefe Selbstheilung. Oft spürt man eine kurze auflösende Emotion. Es gleicht einer Luftblase, die unter Wasser aufsteigt und an der Wasseroberfläche weg ist. Das dauert vielleicht 15 bis 30 Sekunden. So kann es vorkommen, dass man kurz traurig wird. Auch das geht alles sehr schnell vorbei. Auch Wärme, Kälte oder plötzliches Lachen habe ich erlebt. Alles ist gut.

Löse hier maximal drei Blockaden auf und warte dann ca. 20–30 Tage. Gehe in kleinen Schritten voran, sonst überforderst du dich. Wähle also schon heute das nächste Datum mit dir für deine nächste Selbstheilung. Ich bin sehr stolz auf dich.

Wissenschaftliche Forschung im feinstofflichen Bereich

Da ich mit diesem Buch möglichst viele Menschen erreichen möchte, suchte ich bewusst nach wissenschaftlichen Hinweisen und Fällen, bei denen Forscher mit dieser Energie erfolgreich gearbeitet haben. Die folgende Geschichte beeindruckte mich sehr und soll auch dir die Augen öffnen.

Russell Targ war Physiker an der Stanford Universität, USA. Mit seinem Team forschte er im Auftrag des Amerikanischen Auslandgeheimdienstes CIA, des Verteidigungs-Nachrichtendienstes DIA, der NASA und mehrerer anderer Geheimdienstorganisationen während 23 Jahren (1972 bis 1995) über übersinnliche Fähigkeiten. Das Budget betrug 20 Millionen Dollar.

Er hatte u.a. folgende Erfolge:

- Abgestürztes russisches Flugzeug mit Geheimdienstmaterial über Nordafrika lokalisiert.
- Entführter amerikanischer General in Norditalien gefunden.
- Russische Waffenfabrik in Sibirien gefunden.
- Gesundheitszustand von Soldaten beschrieben.
- Chinesischen Atombombentest drei Tage vor der Zündung analysiert und erkannt, warum er fehlschlagen wird.

Russell Targ ist der Meinung, dass alle Menschen diese Fähigkeit haben: »Man muss nur den Verstand zur Ruhe bringen«, meint er. Das kann man zum Beispiel mit der »ESP Trainer-App« üben. »Schon bei den Buddhisten vor 2000 Jahren wurde genau beschrieben, wie das funktioniert. Dabei spielt es keine Rolle, ob das gesuchte Objekt in Sibirien oder in deiner Hosentasche ist.« Er ist stolz, dass seine Berichte in namhaften Magazinen, wie auch der »New York Times«, veröffentlicht wurden. Das außerkörperliche Wahrnehmen wurde ebenfalls erforscht.

Um zu üben, macht das Militär immer wieder Fernwahrnehmungs-Experimente. Ein übersinnliches Verstecken, so nennt Russel das. Eines dieser Experimente möchte ich hier bewusst schildern, da es fundamental für dich sein wird.

Pet Price war Polizist und zugleich das Medium. Er saß in einem elektroabgeschirmten Raum, während Person zwei an einen unbekannten Ort fuhr, der durch das Forschungslabor oder vom Militär ausgesucht wurde. Pet Price musste dann sagen, was er am Zielort von Person zwei sieht. Ich kürze es an diese Stelle ab. Person zwei fuhr in die Stadt Palo Aalto. Pet Price beschrieb exakt den Ort, wo Person zwei war. Er machte dazu eine Zeichnung in Form eines Planes. Alles stimmte sehr genau.

Dabei erwähnte er auch eine Wasseraufbereitungsanlage und zeichnete zwei Wassertanks. Zur Kontrolle fuhr man an den Zielort. Alles stimmte. Fast auf den Meter genau glich die Skizze der Realität, bis auf die zwei Wassertanks. Diese waren nicht vorhanden, dafür ein Swimming

Pool. Man machte sich darüber keine weiteren Gedanken, bis die Stadt Palo Aalto im Jahr 2003 ein altes Foto vom gesuchten Objekt schickte. Dort, wo heute das Schwimmbad ist, waren vor 75 Jahren noch zwei Wassertanks. Sie waren die höchsten der Region. Pet Price beschrieb also den Ort vor 75 Jahren. Das ist vielleicht für die einen gerade etwas unheimlich, denn nichts geht je wirklich. Wir erinnern uns an dieser Stelle, dass wir abgeschnittene Bäume mit der Handfläche noch fühlen können. Wir sehen, sie sind nicht mehr da, doch wir spüren sie noch!

Das US-Militär entschied nach diversen Tests, 30 Offiziere in Remote Viewing an der Ostküste auszubilden. Russell Targ und Hella Hammett schulten das Militär. Er selbst hatte eine Ausbildung bei Ingo Swann gemacht.

Joseph McMoneagle war der erste offizielle ausgebildete US-Remote Viewer. Er nennt sich darum auch gerne Amerikas Remote Viewer Nr. 001 und erhielt vom US-Militär diverse Auszeichnungen für die Beschaffung von Informationen, die auf andere Weise nicht möglich gewesen wären. Seine Quoten waren seit Beginn auffallend genau. So entstand das Projekt Star Gate, bei der die CIA gezielt andere Regierungen via Remote View aushorchte. Geleitet wurde diese Abteilung von Dr. Ed May. Erst 1995 gab die US-Regierung erstmals zu, PSI-Spionage betrieben zu haben.

Russell meint: Wenn man heute bei Google Remote Viewing eingibt, dann gibt es 170 000 000 Treffer. Das ist sehr viel für logisch denkende Menschen, die meinen, dass so etwas nicht existiert. Es ist eine natürliche Fähigkeit, wie Sehen oder Hören. Es ist nichts Heiliges, man kann es lernen. Wir alle sind nicht lokales Bewusstsein. Die Frage ist, worauf richte ich meinen Fokus unabhängig von Raum und Zeit. So kann ich in die Vergangenheit, in die Gegenwart und in die Zukunft schauen. Zeit ist eine Illusion. Das sagte schon vor 1200 Jahren der buddhistische Lehrer Padmans Sai Baba. (Quelle: Rätselhafte Heilung und McMoneagle, 2014)

Was das alles mit mentaler Gedankenkraft und Selbstheilung zu tun hat? Lies weiter, denn jetzt wird es richtig spannend.

Die US-Regierung forscht an verborgenen Kräften der Menschen

Dr. Dean Radin ist Wissenschaftler an der Princeton University. Er forscht dort im Auftrag der US-Regierung an den verborgenen Kräften der Menschen, so wie es schon vor 2000 Jahren in Yoga-Sutras (Superfähigkeiten) gemacht wurde.

Kann man jemandem Gedankenbilder mit mentaler Gedankenkraft senden?

Prof. Wassiliew von der Uni Leningrad und *Russell Targ* vom Stanford Research Institut bestätigen, ja, das geht. Doch beim Sender und Empfänger muss das mentale Rauschen ruhig und offen dafür sein.

Russell Targ und Dr. Dean Radin haben diverse weitere Experimente im Namen der US-Regierung gemacht.

- Bilder in Gedanken bewusst an andere Menschen per Gedankenkraft senden. (Prof. Wassiliew an der Uni Leningrad hat das auch dokumentiert.)
- Menschen via gesehenes Bild oder Film »erreichen« und positiv beeinflussen
- Das Nervensystem bei einer Person gezielt und bewusst beruhigen
- ›Mitgefühl‹ an verschiedene Personen schicken
- Wiederholbare mentale Fernbeeinflussung mit der Reduktion des Blutdrucks und Entspannung
- Blutblättchen in Reagenzgläsern von 32 Testpersonen wissenschaftlich beschützen, ohne dass sie sich verändern ließen
- Löffelbiegen klappte eher zufällig (McMoneagle, 2014)

Das soll dir helfen zu glauben, dass weit mehr möglich ist, als die meisten Menschen zu glauben wagen. Es ist also alles nur Frequenz und Schwingung.

Doch warum verändert das nicht das Bewusstsein der Menschen? Warum werden diese Forschungen kaum zur Kenntnis genommen? Gemäß dem Max-Planck-Institut ist das eine Beobachtung, die mit einem Generationenwechsel zu tun hat. Eine neue wissenschaftliche Wahrheit siegt erst durch Aussterben der alten Wissenschaftsgeneration.

Selbstheilungstipp 15

Wenn Regierungen Millionen für die Forschung ausgeben, um verborgene Kräfte der Menschen zu finden, dann soll das für mich ein Zeichen sein, dass diese Kräfte sehr wertvoll sind. Ich nutze ab heute feierlich meine mentale Gedankenkraft. Ich weiß, dass ich mit diesem Buch und dem Anwenden des Inhaltes meinen Schlüssel für die Gesundheit gefunden habe. Mit Freude schenke ich dieses Buch auch den Menschen, die es nötig haben könnten.

Auf die Signale des Körpers achten

Die Zeiten ändern sich ständig. Wir sind immer im Wandel. Im Vergleich zu früher, leben wir im Überfluss und sollten wohl vermehrt lernen, wieder zu verzichten. Doch etwas ist stets geblieben und wird immer bleiben: die Signale, die uns unser Körper gibt, wenn er mit uns »spricht«. Wenn ich beispielsweise auf die Toilette muss, ist es der Körper, der mir dieses klare Signal gibt, wer denn sonst? Wie ist es bei dir, wenn du zum Beispiel Hunger hast? Mir knurrt der Magen, als wenn er sagen würde: »Hey, füttere mich! Ich brauche etwas!«

Bei der Menge an administrativen Arbeiten, die wir, je nach Beruf, erledigen müssen, können Verspannungsschmerzen auftreten. Bei mir selbst ist es oft der Nacken, der sich mit der Bitte meldet, doch mal eine Pause einzulegen. Oder die Augen werden müde und trocken, wenn ich zu lange an einem Stück auf den Computerbildschirm geschaut habe. Doch auch hier ist die Botschaft da: »Bruno, mach eine Pause!«

Wie spürst du, dass du eine Pause brauchst? Interessant ist, dass Raucher im Durchschnitt alle 30 bis 60 Minuten für eine Rauchpause nach draußen gehen. Eine Pause zu machen, ist grundsätzlich eine sehr gute Idee, allerdings wäre sie ohne das Rauchen um einiges gesünder. Die Signale unseres Körpers sind so unterschiedlich wie wir Menschen.

Wenn ich morgens aufstehe, ruft mein Körper unverzüglich nach der ersten Meditation und dann dem ersten Kaffee. Es tut mir gut, um friedlich und entspannt in den Tag zu starten. Andere brauchen ihren Tee, ihre Ovomaltine, ihr Frühstück oder ein gesundes Zitronenwasser. Am Abend werden wir müde und legen uns schlafen. Die einen reagieren gleich auf diese Nachricht des Körpers, die anderen ziehen den Abend in die Länge, obwohl sie wissen, dass es ihnen nicht wirklich guttut.

Der Körper spricht unentwegt mit uns. Wir hören ihn auch dann, wenn unsere Umgebung, das Außen, laut ist. Wichtig ist, auf diese Impulse zu achten, denn: Wenn der Körper zwickt, hat die Seele schon zweimal geklingelt.

Was tust du nun, wenn du zum Essen ins Restaurant eingeladen wirst und merkst, dass du, obwohl noch Essen auf deinem Teller liegt, keinen Hunger mehr hast? Isst du anstandshalber auf, weil du die Person, die dich in dieses vornehme Restaurant eingeladen hat, nicht enttäuschen oder beleidigen möchtest? Ist es nicht eher so, dass du deinen Körper beleidigst, wenn du dich einfach so über seine Signale hinwegsetzt? Ich fände es schön, wenn wir, Einladung hin oder her, auf solche Zeichen unseres Körpers achten würden.

Kinder machen das instinktiv. Wenn ein Kind keinen Hunger mehr hat, hört es auf zu essen. Leider sind es oft Erwachsene, die bestimmen, wie viel das Kind essen muss, es wird geschöpft, ohne zu fragen, wie viel es sein soll. Wenn dann noch Aussagen hinzukommen wie: »Du musst aufessen, sonst wird der morgige Tag deinetwegen nicht schön!«, wird es bedenklich. Kinder verstehen nicht, und das mit

Recht, weshalb jemand anderes über die von ihnen zu essende Menge bestimmt.

Leider erleben viele Kinder, dass Eltern ungeprüft Verhaltensweisen ihrer eigenen Eltern übernehmen und so das Körperbewusstsein ihrer Kinder untergraben. Dass dies den Eltern oft nicht bewusst ist, zeigt sich immer wieder in Gesprächen. Ich glaube nicht, dass sie ihren Kindern bewusst schaden möchten, viel eher glaube ich, dass sie in solchen Momenten ihren Glaubenssätzen mehr vertrauen als dem Körperbewusstsein ihrer Kinder. Sichtbaren Dingen wird nach wie vor mehr vertraut als Gefühlen.

Selbstheilung geschieht immer über das Gefühl. Ich allein weiß, wann es genug ist. Typisches Beispiel ist der Genuss von Kaffee. Trinke ich mehr als fünf Tassen Kaffee pro Tag, rebellieren der Magen und der Darm. Manchmal mit einem Brennen oder sogar mit Durchfall. Natürlich kann ich meine Organe »umerziehen«, erpressen und ihnen vorgeben, wie viel Kaffee sie doch bitte schön ertragen müssen. Oder aber ich verhalte mich weise, bedanke mich bei ihnen für ihre klaren Signale und zeige ihnen, dass ich verstanden habe, indem ich genügend Wasser oder Tee trinke.

Selbstheilungstipp 16

Selbstheilung geschieht immer über einen Gefühls- und Glaubensimpuls. Mein Verstand ist dabei mein größter Verhinderer. Ich erkenne das und vertraue bewusst dem Gefühl des Herzens. Ich bin ab heute immer offen für gute Gefühle.

Sprich mit deinen Organen

Ständig schwirren uns Gedanken durch den Kopf, täglich etwa 50–60 000. Hochgerechnet im Jahr etwa 20 Millionen Gedanken. Das ist pure Energie und eine beeindruckende Zahl. Wenn ich also meine Gehirnfrequenz reduziere, verringere ich auch meine Gedanken. Ich kann die Gedanken erziehen. Nicht jeder Mensch funktioniert auf dieselbe Weise, und so kann eine gewisse Disziplin nötig sein. Eine Person mit einem lebendigen Geist benötigt dafür etwas mehr Motivation, grundsätzlich ist es jedoch für alle möglich. Meditation ist ein wunderbares Hilfsmittel dafür; es hilft, sich auf die innere Stimme zu fokussieren, und bewirkt, dass die Gedanken ruhiger, stiller werden. Mitunter gelingt es dank Meditation, die Gedanken zum Schweigen zu bringen. Ein großes Ziel. Damit es gelingen kann, ist ein Wechsel des Fokus nötig: vom Außen zum Innen.

Eine liebe Klientin spricht regelmäßig mit ihren Organen. Ich fragte sie, ob sie das angesprochene Organ denn verstehen könne. »Nein«, sagte sie, »ich kann es fühlen und gebe ihm den gewünschten Impuls. Zum Beispiel: ›Ich liebe dich, du bist großartig.‹ Oder: ›Bitte verdaue jetzt das Essen so gut wie du das kannst, danach darfst du wieder pausieren.‹ Oder: ›Lieber Magen, es tut mir leid, ich habe gerade etwas viel gegessen, aber du schaffst das, wir sind ein gutes Team. Deine aktiven Verdauungssäfte helfen dir dabei, du machst das toll.‹« Sie spricht mit ihren Organen, wie mit einem kleinen Kind und ihre Organe reagieren spürbar auf die lieben Worte.

Eine andere Klientin wiederum benutzt Mantras für die Kommunikation mit ihren Organen: »Vertrauen, Liebe, Gesundheit.« Faszinierend, oder? Fasse nun auch du dir ans Herz und sage: »Liebes Herz, ich vertraue dir, ich liebe dich, du bist vollkommen gesund.« Fühle, wie es dich beruhigt.

Großartig, wie wir uns auf diese Weise selbst heilen können. Eine wundervolle Art, nichts wegzudrücken, sondern uns vollkommen anzunehmen.

Selbstheilungstipp 17
Ich verwende bewusst das Mantra: »Ich liebe mich – ich liebe dich.« Es schwingt dich in eine höhere Frequenz. Probiere es aus, du wirst sehen, mit ein bisschen Übung wird es auch dir gelingen.

So sprichst du mit deinen Organen

Aus energetischer Sicht sind deine Organe wie weise kleine Kinder im Alter von 5 oder 6 Jahren, die viel Aufmerksamkeit brauchen. Die kannst du deinen Organen geben. Lege dazu die Hand auf das Organ, konzentriere dich darauf und reduziere deine Gehirnfrequenz. Dazu schließt du die Augen und machst einen tiefen Atemzug, indem du drei Sekunden einatmest und acht Sekunden nach unten ausatmest. Lege dabei die Zunge an den Gaumen und beginne dein gewähltes Organ neutral wahrzunehmen. Deine Hand symbolisiert die Brücke, du kannst es *fühlen, abtasten* und dir mental ein Bild davon machen, wie es ihm geht.

Wie fühlt es sich an?
Was fühlt es? Ist es angespannt, nervös, hektisch, unruhig oder gestresst? Ist es gesund, gut durchblutet, in Liebe, entspannt oder friedlich?

Wie nimmst du das Organ wahr? Versuche es in allen Sinneskanälen wahrzunehmen. Also nicht nur mit Gedankenimpulsen oder Gefühlen. Sondern: Spricht es mit dir? Was genau sagt es? Wie spricht es? Hörst du eine Stimme, einen Klang? Leise oder laut? Ist es gestresst oder locker? Hat es Angst oder ist es gesund?

Kannst du es vielleicht auch mental sehen? Welche Farbe hat es? Hat es weiße oder schwarze Flecken? Was bedeuten die? Oder riechst du plötzlich etwas? Wie riecht es? Gut oder stinkt es? Was bedeutet das alles für dich?

Nimm nun gezielt mit deinem gewählten Organ Kontakt auf. Frage und lausche. Frage: »Liebes Organ, wie geht es dir?« Was genau kommt jetzt für eine Antwort? Welchen Impuls bekommst du? Wird es hell oder dunkel? Leicht oder schwer? Klein oder groß? Geht es auf oder zu? Nächste Frage: »Brauchst du etwas?«

Wenn ich auf diese Weise Kontakt mit dem Organ aufnehme, kann ich es dementsprechend auch suggestiv gezielt beruhigen. Das heißt, ich gebe in Liebe den »Takt und den Ton« an und *sage* beispielsweise meinem Darm: »Alles ist gut, du kannst dich entspannen. Ich nehme dich ernst und habe verstanden, dass du vielleicht gerade Stress hast. Jetzt darfst du dich jedoch entspannen und loslassen.«

Nun folgt die bedingungslose Liebe, die du deinem Organ gibst. Beginne, es gezielt mit Liebe zu fluten und zu füllen und mit dem Herzen zu verbinden. Dabei kannst du dir vorstellen, wie flüssige Liebe aus einer Gießkanne oder einfach »von oben« in und um das Organ fließt. Nimm gerne auch Farben hinzu. Hülle das Organ zuerst in ein neutrales Blau, dann in ein liebevolles und heilsames Grün ein. Wenn es sehr unruhig ist, kannst du es mit Violett beruhigen. Allenfalls am Ende auch mit Rosa in die vollkommene Liebe hüllen. Versuche gezielt die Farben im Bauch zu fühlen. Futter für deinen Verstand: Jede Farbe hat eine Frequenz. Diese Frequenz löst etwas aus. Ich komme weiter hinten im Buch noch auf die Frequenzen zu sprechen. Wenn ich Klienten behandle, dann verwende ich meist Rot zum Verbrennen von Fremdenergien oder Entzündungen. Dann gibt es mit Blau eine Neutralisierung und mit Grün die liebevolle Heilung.

Merke dir: Rot – Blau – Grün.

So geht Organreinigung

Frage auch in diesem Fall: »Liebe Blase, bedrückt dich etwas?« Sage der Blase, wie toll es ist, wie froh du bist, dass sie tagtäglich für dich da ist und ihre Funktionen erfüllt. Fühle die Dankbarkeit. Gehe nun noch tiefer in deiner Entspannung. Werde noch ruhiger und immer ruhiger.

Nimm in Gedanken einen hell leuchtenden Zauberschwamm und reinige damit deine Blase. Ja, du hast richtig gelesen. Der Fokus folgt der Aufmerksamkeit. Stell dir einen leuchtenden und hellen Zauberschwamm vor, der wie durch ein Wunder fremde und belastende Energien von der Blase entfernt, die dem Organ anhaften. Sobald du es von außen gereinigt hast, gleitest du in der Vorstellung durch das ganze Organ. Zoome es heran, mache es größer. Von innen und von außen. Reinige es. Überall. Dein magischer leuchtender Zauberschwamm wird, wie durch ein Wunder, alles ganz leicht reinigen und wieder vervollständigen. Wie ein Fischschwarm, der plotzlich auf eine andere Seite schwimmt, sind alle Zellen komplett gesund und gereinigt. Deine Blase erstrahlt wieder in ihrer perfekten Blaupause. Wisse, das ist so! Lass nun das Organ zusätzlich in eine Farbe einhüllen. Welche Farbe braucht es noch? Ein Grün?

Gut möglich, dass du bei dieser Selbstbehandlung ein Kribbeln am Körper fühlst. Wenn es dir hilft, dann kannst du auch ein Surrogat verwenden. Das ist ein Ersatz für deine Blase. Das kann eine medizinische Kopie einer Blase sein, ein Kissen oder etwas anderes. Du kannst dir auch vorstellen, dass du deine Blase imaginär in den Händen hältst. Arbeite nun mit geschlossenen Augen magisch in der Luft. Versuche dabei ganz bewusst die imaginäre Energie deiner Blase in den Händen zu fühlen. Spüre, wie die Energie immer weicher, reiner und durchlässiger wird.

Neulich war eine Kundin mit Augenproblemen bei mir. Kurzerhand habe ich anstelle ihres Auges eine Mandarine als Surrogat verwendet. Sie spürte meine Arbeit sehr deutlich an ihrem Auge und war sichtlich erstaunt, wie schnell der Augendruck bei ihr nachließ.

Wir arbeiten in der Praxis gern an den Organen mit unseren Klienten. Das braucht etwas Übung, wenn man gleich mehrere Organe behandelt. In Kombination mit dem Körperpendel kannst du gezielt dazu abfragen, ob das Organ nun rein ist oder ob es noch etwas benötigt. Ich finde das schlicht genial.

Was passiert mit dem Organ?

Bis jetzt weißt du, wir sind im Grunde reine Energie. Für die Selbstheilung brauchst du den Zugang zu dieser Energie. Ich habe vor ein paar Seiten geschrieben: Dein Körper ist wie ein Apfelkern. Der Apfel um den Kern ist deine Energie. Wenn nun ein Wurm sich von außen durch deine Apfelschale nagt und dann via Apfel zum Kern vorstößt, ist das lange im Vorfeld in deiner Energie sichtbar. Bis also etwas im Körper spürbar wird, war es in der Regel lange in der Energie und vom Gefühl her vorhanden. Feinstoffliche Energie reagiert immer auf deine mentalen Gedanken, also auf Angst, Ärger, Wut, Sorgen, Stress. Tag und Nacht. Nichts geschieht einfach so. Die genannte Aufzählung sind niederschwingende Frequenzen. In der Entspannung, wenn die Gehirnfrequenz ganz ruhig ist, kannst du darauf gezielt Einfluss nehmen. Das hast du mit dieser Übung soeben gemacht. Wenn man vor und nach der Behandlung einen Scan machen würde, könnte man vermutlich in vielen Fällen einen Unterschied erkennen. Als wäre der Wurm verschwunden. Auch das gefressene Apfelstück ist plötzlich wieder aufgefüllt. Doch bitte lass dem Auffüllen der Energie seine Zeit. Du weißt ja nicht, wie dick und hungrig der Wurm wirklich war. Das Gras wächst nicht schneller, wenn man daran zieht. Manchmal braucht es mehrere Impulse für die Selbstheilung. Je stärker die mentale Kraft, desto stärker der Impuls. Das ist von Mensch zu Mensch unterschiedlich. Was der Klient schlussendlich spürt, ist die Wahrheit. Glauben, Vertrauen und Wissen sind auch hier sehr unterstützend für die Energie und die Selbstheilung. Du weißt jetzt warum.

Für mich ist es auch immer wieder wichtig, mich bei meinen anderen Organen zu bedanken. Auch gern bei den Muskeln, Sehnen, Bändern, Knochen, Füßen, Händen, beim Kopf, den Augen oder einfach bei meinem ganzen Körper:

»Danke für all das, was du für mich tagtäglich tust. Danke – danke – danke. Wir sind ein gutes Team. Ich bin dir sehr, sehr dankbar dafür.«

Selbstheilungstipp 18
Organe sind kleine und weise Kinder. Ich gebe ihnen immer die nötige Aufmerksamkeit, reinige sie und bin dankbar, dass sie alles so gut machen. Auch wenn es etwas ungewohnt ist, kann ich mit allen Organen Kontakt aufnehmen und hören, was sie sagen. Mit der inneren Kommunikation, der mentalen Gedankenkraft und den Farben ›Rot – Blau – Grün‹ kann ich sie heilen.

Kundengeschichte 7
Geschichte einer Krebspatientin

Ich möchte an dieser Stelle gern die spannende Geschichte einer Klientin von mir mit dir teilen. Nennen wir sie Susanne.

Vielleicht kennst du den ehemaligen Schweizer Kampfsportler Andy Hug: Er gewann in den 1990er-Jahren den Europa- und Weltmeistertitel, unter anderem im Kick- und Thaiboxen. Überraschend kam am 17. August 2000 die Nachricht, dass Andy Hug an Leukämie erkrankt sei. Nachdem er von seiner schweren Krankheit erfahren hatte, schrieb er seinen Fans den folgenden Brief:

»Ich glaube, ihr werdet schockiert sein, wenn ihr erfahrt, in welchem Gesundheitszustand ich mich befinde. Als der Arzt mich aufklärte, war es selbst für mich ein riesiger Schock. Doch will ich euch über meinen Gesundheitszustand informieren, damit ich zusammen mit euch gegen diese Krankheit kämpfen kann. Diese Krankheit ist der schwerste Gegner aller meiner Kämpfe. Aber ich werde siegen. Und wie im Ring werde ich Kraft schöpfen aus euren Anfeuerungsrufen und diesen starken Gegner besiegen. Leider werde ich am Turnier im Oktober nicht mitmachen können. Ich werde gegen diese Krankheit in Japan kämpfen und eines Tages wieder vor euch stehen. Halten wir durch! Gruß Andy Hug«

Am 23. August fiel er ins Koma und verstarb am darauffolgenden Tag im Alter von 35 Jahren. An seinem Begräbnis in Kyōto am 27. August nahmen Hunderte von

Personen teil, darunter weltberühmte japanische und ausländische K-1-Kämpfer sowie der Schweizer Bundespräsident Adolf Ogi.

Leukämie ist Blutkrebs. Es gibt viele unterschiedliche Formen davon. Schlimm ist die akute Form. Diese Krankheit schreitet sehr rasch voran. Wird sie zu spät erkannt, frisst sie innerhalb kürzester Zeit den Organismus des Menschen buchstäblich auf.

Meine 30-jährige Klientin Susanne litt ebenfalls an einer schnell voranschreitenden Form von Leukämie, an der akuten myeloischen Leukämie, und wurde unverzüglich in ein Spital eingeliefert, um gleich mit der Chemotherapie zu beginnen. Susanne hatte im Vorfeld Fieber, Entzündungen an den Händen und war sehr müde. Es liegt mir absolut fern zu beurteilen, ob die Chemotherapie gut für sie war; in diesem Fall konnte jedoch ihr Leben gerettet werden, denn ihr Blut war schon zu 77 % belastet. Im Klartext: Sie schaute also dem Tod schon fast in die Augen. Wenn man die Ärzte im Spital dazu befragt, ist die Ursache oder das Thema ihrer Erkrankung eine genetisch veranlagte Prädisposition, auf Deutsch: Sie ist Opfer ihrer Gene. Das heißt, man ist ohnmächtig, dem Krebs komplett ausgeliefert und kann der Tatsache, ob man daran erkrankt oder nicht, absolut nichts entgegenbringen. Natürlich ist dieses Denken eine Möglichkeit, damit umzugehen, und ich respektiere dies voll und ganz.

Aufgrund der Informationen in diesem Buch von Bruce Lipton und meinen persönlichen Beobachtungen in den letzten zehn Jahren bin ich hier deutlich anderer Meinung. Nichts geschieht einfach so. Alles hat einen Grund. Nein, nicht genetisch, sondern gedanklich. Wir ziehen uns Dinge in unser Leben. Unsere scheinbar unsichtbaren Gedanken haben eine klare Wirkung auf unseren Körper. In solchen Fällen wende ich gern meine Fähigkeiten an und lese im Seelenchakra des betroffenen Menschen den Grund für diese schwere Erkrankung. Wenn ich das so lesen oder sehen kann, ohne dass sich der andere mir mitteilen muss, ist das ja rein logisch auch schon ein Beweis, oder? So fokussierte ich mich auf die Energie von Susanne und fragte: »*Warum* bist du an Krebs erkrankt?«

Aus ihrer Seele erhielt ich das Bild einer Frau, die gefühlte 20 Tonnen Last in einem Netz einen Berg hinaufzieht. Deutliches Symbol dafür, welchen Belastungen sie langfristig immer ausgesetzt war und dies auch so fühlte, im privaten wie auch im beruflichen Leben. Im Gespräch tauchten wir tiefer in dieses Thema ein: »Wo gibt oder gab es große Belastungen in deinem Leben?« Ihre Aussagen dazu spiegelten sich sehr klar in ihrem Energiefeld. Erinnere dich hier auch an den Wurm im Apfel. Der beginnt den Apfel im Inneren aufzufressen. Uns war bekannt, dass sie zwar eine starke Persönlichkeit ist und viel Grundpower besitzt, jedoch übermäßig viel geleistet hatte. Im Privatleben managte sie eine große Familie, half sehr aktiv in Sportvereinen mit und war überall präsent. Auf ihrer Arbeitsstelle war sie stets die gute Seele, bei der Themen abgeladen und Emotionen deponiert werden konnten. Und natürlich auch kritische Gespräche geführt wurden, die auf der emotionalen

Ebene jeweils etwas bei ihr hinterließen. Aufgrund ihrer Persönlichkeit, der man gern Vertrauen entgegenbrachte, meinte sie zwar alles sehr gut, doch es war auf Dauer schlicht zu viel. Eine *Über*belastung entstand. Rückblickend konnte sie feststellen, dass es ein schleichender Prozess gewesen war, der sich über Monate, vielleicht auch Jahre hinweg gezogen hatte. Diese Informationen sind sehr wichtig.

Als ich mit ihr das alles reflektierte, ging es um die Auflösung der mentalen Last. »Ich sehe einen Helikopter, der dich aufladen und mitnehmen möchte. Doch du bist mit 20 Tonnen Last viel zu schwer.« Wir zerschneiden mental ein großes Netz, wo die ganze Last drin ist. Diese Teile fliegen und verteilen sich in alle Richtungen. Sie wird ganz leicht, und der Helikopter kann gut abheben. Sie weiß ab heute: »Ich kann nur noch fliegen und abheben, wenn ich kein schweres Gewicht mehr trage.« In ihrer neuen Wahrnehmung ist ihr das sehr bewusst, und so fliegt sie, ganz leicht, was total cool ist! Sie weiß nun sehr genau, dass der Helikopter nicht losfliegen kann, wenn zu viel Gewicht an ihr hängt.

Zwar fiel die Klientin aufgrund der Krankheit monatelang aus, jedoch wurde ihre Überbelastung in der Familie und an ihrer Arbeitsstelle klar thematisiert und gut besprochen. Als ihr Zustand sich nach diversen Chemotherapien und Behandlungen verbessert hatte, konnte eine langsame Wiedereingliederung in den Beruf begonnen werden. Es war von enormer Wichtigkeit, ihre Selbstheilungskräfte über ihr Seelenchakra zu aktivieren, andernfalls wäre die psychische Belastung geblieben und die Rückfallquote gestiegen.

Zu einem viel späteren Zeitpunkt griffen wir das Thema des 20 Tonnen schweren Netzes wieder auf. Wie war es überhaupt dazu gekommen? Wir stellten rasch fest, dass die Klientin schlecht »Nein« sagen konnte. Obwohl viele Menschen Mühe damit haben, sich abzugrenzen und Nein zu sagen, ist es trotz allem eine Realität. »Jedes Nein im Außen ist ein Ja für das Persönliche im Innen und so zu sich selber!« Grundsätzlich denke ich, dass dies jeder Mensch weiß, es sich jedoch als schwierig herausstellen kann, den Willen in die Tat umzusetzen. Bei meiner Klientin konnten wir im Seelenchakra erkennen, dass eine Art magischer Schutz ihr Herz umhüllte, der ihr zu sagen schien: »Du darfst einem König nicht widersprechen!« Der König stellte denjenigen Menschen dar, der vor ihr stand. Aus Sicht der Klientin war demnach jeder Mensch, der etwas von ihr wollte, der König, und sie konnte ihm seinen Wunsch nicht abschlagen und Nein sagen.

Schnell sind in unseren Köpfen Argumente vorhanden, wie man es besser machen könnte. »Du musst halt...« Hätte sie es gekonnt, hätte sie es getan. Für andere sehen wir oft zu schnell, was gut oder besser wäre. Bei uns selbst wird es jedoch oft eine kleine oder große Herausforderung. Erst recht, wenn wir das über den Verstand lösen wollen. Darum gilt noch immer die alte Indianerweisheit: »Urteile nie über einen Menschen, bevor du nicht 1000 Schritte in seinen Schuhen gelaufen bist.«

Ich sagte zu meiner Kundin: »Du kannst also schlecht oder nur selten Nein sagen?« – »Genau«, sagte sie. Ich fokussierte mich auf ihre Energie und fragte ihre Seele nach dem Grund. Vor meinem inneren Auge sah ich zweiunddreißig orangene und eine schwarze Kugel an ihrem Hals hängen. »Darf ich es ändern?« – »Gern!« Ich nahm mental eine Nadel und stach in die Energiehülle um den Hals, wo all die Kugeln hingen. Diese sprangen sofort vom Hals weg, kugelten auf den Boden und verteilten sich in alle Richtungen. Intuitiv wusste ich, die zweiunddreißig orangenen Kugeln waren mögliche Ansichten und Meinungen. Die schwarze Kugel ist für alle Beteiligten die richtige Antwort. Als wäre ein Bann gebrochen, konnte so auch meine Kundin wahrnehmen, was für sie die richtige Antwort ist. Doch das Wichtigste war, dass auch für jeden im Umfeld der Klientin dies sichtbar wurde. Wenn nun der König eine Antwort von meiner Klientin erwartete, durfte sie sich getrost abwenden, denn die Antwort war mit der schwarzen Kugel schon da und dazu klar.

Ob das nun für dich als Leser verständlich ist, bezweifle ich. Ich kann dazu nur sagen, dass die Kundin seit dieser Behandlung im Seelenchakra in der Lage ist, Nein zu sagen. Und zwar in der Familie, im Beruf und überall sonst. Das hatte eine fast dramatische Veränderung zur Folge: Durch das Nein-sagen-Können fühlt sich ihr Leben plötzlich um einiges leichter an.

Der Zufall wollte es, dass einen Tag nach der Behandlung ein Verkäufer an ihrer Haustür klingelte; bis dahin ein Horrorszenario für die Klientin. Dieses Mal jedoch: »Nein danke!« Ebenso die nächste »Gelegenheit«: Das Telefon klingelte und jemand wollte ihr einen Termin für die Krankenkasse YX schmackhaft machen. Kein Problem mehr für sie. Auch konnte sie standhaft sich treu bleiben, als die Ärzte eine eher unnötige Untersuchung machen wollten. Plötzlich war sie derart schlagfertig und bestimmt, dass es sogar richtig unterhaltsam war und sie sich leichter und lockerer fühlte als je zuvor. So wie es schon immer hätte sein sollen.

Für mich ist dieser Mensch nun in seiner Basis heil. Der Krebs-Dorn in ihrer Seele wurde gezogen. Die Selbstheilungskräfte sind komplett mobilisiert, der Körper kann genesen und die Krankheit nicht mehr ausbrechen.

Es kamen auch schon Menschen zu mir, die an der chronischen Form der myeloischen Leukämie litten, der langsam fortschreitenden Art dieses Blutkrebses. Auch hier musste der wahre Grund für die Ursache harmonisiert werden. Oft ist es eine komplette Überlastung des ganzen Systems über längere Zeit, die dem Körper Raum für diese Krankheit bietet. Jeder Mensch ist ein eigenes Universum. Es gibt starke Menschen, es gibt psychisch schwache Menschen. Was ich innerlich immer und immer wieder denke und fühle, wird meine Wahrheit. An das glaube ich und so wird es kommen.

Achte auf deine Gedanken und meide Sätze wie: »Ich muss …«. Auch über längere Zeit »Ich mag nicht mehr … Ich sehe den Weg nicht mehr …« sind klare Befehle an deinen Körper. Nein, und du hast recht, einmal oder 20 Mal macht nichts. Doch die vielen Hundert oder Tausend Male ziehen noch mehr davon an und beweisen es dir im Resonanzfeld. Du musst hier aktiv in dein Leben eingreifen. Etwas ändern und es auch tun. Abgrenzen, entschleunigen, meditieren. Raum für dich und die Ruhe finden und schaffen.

Sind es immer nur Gedanken, die uns krank machen?

Ich habe mir lange überlegt, ob ich solche Krebsgeschichten in meinem Buch erwähnen soll. Ja, ich bin der Meinung, es braucht die Schulmedizin. Sie kann uns viele wertvolle Vorteile bei akuten Situationen bieten. Anders sehe ich es bei chronischen Leiden. Deshalb wiederhole ich mich gern: Ich heile niemanden, sondern ich klinke mich mit meiner reduzierten Hirnfrequenz ins Energiefeld oder die Seele des Klienten ein und mobilisiere seine Selbstheilungskräfte, sodass sich der Kunde immer selbst heilt. Grundsätzlich kann das jeder selbst mit sich machen. Hier im Buch gibt es viele Anleitungen dazu. In anderen Worten ist es ein Anstoßen an die eigenen Kräfte des Menschen, damit er sich selbst heilen kann. Der Klient kann das fühlen und genau das ist es, was ich an meiner Arbeit als so schön empfinde und schätze. Noch besser ist es natürlich, es kommt erst nicht so weit.

In Bezug auf die 20 Tonnen schwere Last von Susanne habe ich natürlich auch wieder mit der Skala von 1–10 gearbeitet. Bevor die Änderung vollzogen wurde, fragte ich sie: »Hast du das Gefühl, dass du schweren Ballast ziehen musst?« Auf einer Skala von 1 bis 10 antwortete sie mit 9. Ja, das Leben sei schwer und hart, sie müsse für alle da sein. Alsdann klinkte ich mich ins Seelenchakra ein, änderte es wie vorher erwähnt, und sie fühlte wenige Sekunden später den Ballast von sich fallen. Das vorherige Gefühl der immensen Last konnte sie nicht mehr reproduzieren. Und das blieb so.

Solche Geschehnisse liefern jeweils dem Verstand des Menschen den Beweis, dass unsere Arbeit Früchte trägt. Viele dieser Tools werden übrigens in meiner Energie-Coaching-Ausbildung angeboten und können erlernt werden. Immer mehr Coaches wenden diese an und so wird die Welt ein bisschen gesünder. Das ist große Klasse!

Sind es also immer nur die Gedanken, die uns krank machen oder Krebs bescheren? Nein, natürlich nicht. Weiter hinten beschreibe ich, welche Punkte es noch sein können.

Die französische Gesundheitsbehörde Anses warnte im Juni 2019 in einem umfassenden Bericht vor den Risiken von Hochspannungsleitungen. Die Behörde hat während der vergangenen fünf Jahre die Folgen des Elektrosmogs von Hochspannungsleitungen für die Gesundheit untersucht. 50 Wissenschaftlicher aus verschiedenen Disziplinen und von renommierten französischen Forschungszentren waren beteiligt. Sie prüften Studien und Berichte aus der ganzen Welt. Ihr Fazit: Vor allem Kinder sind gefährdet. Die Forscher stellten fest, dass Kinder auffällig häufig an Leukämie erkranken, wenn sie in der Nähe von Hochspannungsleitungen aufwachsen. Die Anses-Forscher fordern daher, keine Kindergärten, Kindertagesstätten, Schulen oder Spitäler in einem solchen Umfeld zu bauen. Die Studie deckt sich mit den bereits 2010 gemachten Messungen. Sie fordern einen Grenzwert für Anwohner und Arbeiter von 0,4 Mikrotesla. Die Vereinigung Ärzte für Umweltschutz will einen Grenzwert von 0,2 Mikrotesla. In der Schweiz liegt der Grenzwert zurzeit bei 1,0 Mikrotesla. (AFP, 2019)

Ständige Zellstörung durch Elektrosmog hat einen starken Einfluss. Hier hilft bei sensiblen Menschen auch das konstruktive Denken nicht. Es gleicht dem Schiffskapitän, der auf stürmischer See bei Minustemperaturen in der Badehose friert und sagt: »Es kommt schon gut.« Der Kapitän muss etwas aktiv unternehmen. Sich konkret besser schützen.

Die Weltgesundheitsorganisation WHO hatte bereits 2002 niederfrequente elektromagnetische Felder als »möglicherweise krebserzeugend« eingestuft. Sie betont jedoch, dass ein wissenschaftlicher Nachweis fehlt. 18 Jahre Zeit, für einen wissenschaftlichen Nachweis, ist ja auch etwas knapp.

Die Kundengeschichte von Susanne, der wissenschaftliche Bericht von Anses und die Information der WHO führen uns immer wieder zur Eigenverantwortung.

Im Film *Die gesundheitliche Wirkung der Mobilfunkstrahlung* von Lothar Moll und Klaus Scheidsteger (2018) wurden viele Experten zum Thema der Strahlungsbelastung interviewt. Darunter Dr. Barrie Trower, unabhängiger Wissenschaftler für Mikrowellen, und der ehemalige Geheimdienstexperte Prof. Dr. Wilhelm Mosgöller. Er ist Krebsforscher und Zellbiologe an der Med. Universität Wien. Dr. Devra Davis, Krebsforscherin in den USA, das Gesundheitsministerium Zypern und viele mehr.

Alle waren sich einig, dass die Mobilfunkstrahlung eine klare Auswirkung auf die Gesundheit hat. So schwingt zum Beispiel ein WLAN mit 10 Hz, in der gleichen Pulsfrequenz wie unsere Alpha Gehirnfrequenz von 8 bis

13 Hz und kann so in der Resonanz negativ wirken. Wenn WLANs an Schulen, in Klassenzimmern strahlen, hat das für die Kinder eine Dauerwirkung auch auf das Nervensystem, die Organe, die Lernfähigkeit, die Leistungsfähigkeit und auf die DNA.

Geschwächte Menschen spüren es schneller. Witzigerweise erzählte mir meine Krebspatientin, dass sie während der Chemotherapie im Spital (Uni Spital in der Schweiz) immer auch WLAN im Zimmer hatte. Oberhalb ihres Bettes! Sie ging ins Spital, um »gesund zu werden«, und erhielt neben der Chemo für ihren geschwächten Körper noch eine kostenlose Dauerbestrahlung dazu.

Sich hier zu schützen, lohnt sich sehr. Gesunde Ernährung und genügend Bewegung werden wieder sehr wichtig. Um sich energetisch zu schützen, findest du viele Möglichkeiten im Internet. In meinem Member-Bereich www.brunoerni.com/member-bereich gibt es dazu weitere Informationen.

Kundengeschichte 8
Eigenverantwortung heißt, ich muss erkennen, was ich mit mir mache

Diese Woche habe ich leider eine ganz andere und etwas traurige Geschichte erlebt.

Eine Ehefrau kommt mit ihrem Mann in die Praxis. Während ihr Mann draußen wartet, erzählt sie mir klagend: »Ich habe starke Rückenschmerzen.« Schnell wird klar, dass das mit ihren eigenen Emotionen zu tun hat. Ihre Emotionen entladen sich im Kreuz. Als ich in ihr Energiefeld sehe, entdecke ich, dass sie sich enorm über ihren Ehemann ärgert. Ich spreche sie darauf an: »Nein, mit meinem Mann ist alles gut. Wir haben gerade unser 30-jähriges Jubiläum gefeiert.« Obwohl ich weiß, dass sich die Energie, die ich lese, niemals irrt, kann ich mich ja irren. So ist es immer ein »miteinander«. Auch in diesem Fall gehe ich davon aus, dass sie das als Wahrheit so fühlt. Zudem kennen wir uns ja erst seit fünf Minuten. Ich nehme mich bewusst zurück. Nach einer Weile beginnt meine Kundin, sich dann doch emotional über ihren Mann auszulassen. Plötzlich sagt sie: »Er fällt mir immer ins Wort, macht Unordnung, räumt nicht auf…, das ist schon sehr störend. Doch deswegen Rückenschmerzen? Ich glaube, das ist in einer Beziehung normal, dass man das halt so erlebt. Stress ist es nicht.« Wieder schaue ich in ihre Energie. Ich kann mir einfach nicht vorstellen, dass sie das nicht spürt. Ihre Energie spricht andere Worte. »Ich habe das Gefühl, Ihr Mann meint es im Grunde nicht schlecht. Er ist eher wie ein kleiner junger wilder Hund, der einfach aus lauter Freude ein Chaos anrichtet.« Sie muss lachen: »Ja, so habe ich das noch nie gesehen. Dann kann ich ihm ein Spielzeug in den Garten schießen und habe meine Ruhe. Ich mache ihm ein Hundekissen, dann kann er dort in Ruhe schlafen. Und wenn er lieb ist, dann kann ich ihn hinter den Ohren kraulen und ihm ein Hundeleckerli geben.« Nun müssen wir beide lachen. Ich habe das Gefühl, sie hat es erfasst. Als es dann um die Frage nach Medikamenten geht, erzählt sie plötzlich, dass sie vor 15 Jahren Leukämie hatte. Ich werde hellhörig. Wie bereits erwähnt, habe ich die Entdeckung gemacht, dass Leukämie mit langanhaltendem Druck, Stress und tiefem innerem Ärger zu tun hat, der nicht ausgesprochen wird. Man frisst es buchstäblich in sich hinein. Irgendwann kann der Körper nicht mehr, und die Blutkrankheit bricht aus. Ich schaue erneut in ihre Energie. Nein, diese Krankheit hat sie mit Chemo besiegt. Doch ihre Gedanken sammeln sich schon wieder für die nächste Krankheit.

Ich behandle sie intensiv. Am Ende sage ich ihr liebevoll, jedoch sehr bestimmt, dass sie ihren Mann ab heute wirklich nur noch als jungen wilden Hund sehen soll. Ich: »Nehmen Sie das Leben nicht persönlich. Es ist oft wie ein Spiel. Betrachten Sie es als leicht – locker – lachend! Der Hund braucht dazu etwas Führung. Sie müssen sich liebevoll mitteilen, das ist sehr wichtig. Sonst weiß er nicht, dass er die Grenzen überschritten hat. Versuchen Sie ihn allenfalls in diese Geschichte einzuweihen. So könnt ihr zusammen eine starke Ehe, eine starke Beziehung, leben.« Meine Kundin lacht, ist froh und glücklich und nickt mir zu: »Ja, eine gute Idee. So mache ich das!«

Gestärkt gehen wir nach draußen zum Ehemann. Man spürt eine gewisse Routine und Rollenverteilung in der Beziehung. Locker und lustig beginnt ihr Ehemann mit mir zu sprechen. Dann erzählt er eine lange Geschichte von sich. Seine Frau, die daneben steht, beginnt bereits wieder zu »schwingen«. Ich nehme diese für mich spürbaren Emotionen so wahr, wenn sich ein Mensch beginnt zu ärgern. Auch zieht sie verachtend die Augenbrauen hoch und möchte eigentlich gehen. Selbst ihre Körpersprache verdeutlicht das Gefühl. Nach einigem Hin und Her, falschen Aussagen des Mannes, verabschiede ich mich von den beiden.

Tja, noch vor wenigen Sekunden haben wir abgemacht, sie solle ihren Mann mit neuen Augen sehen. Doch ihr Verstand ist derart schnell, dass sie nicht erkannt hat, dass sie die Eigenverantwortung übernehmen muss. Nichts, absolut nichts hat SIE verändert.

Es hat viel mit dem Intellekt und dem Seelenalter zu tun. Auch der Schmerz muss groß genug sein. Zum Glück erkannte meine Kundin dann später trotzdem, dass ihr Mann in Wahrheit ein junger wilder süßer Hund ist, der noch etwas Erziehung braucht.

Kundengeschichte 9
Die stöhnende Gebärmutter

Eine 55-jährige Klientin, Diana, kam zu mir in die Praxis und erzählte mir im Vertrauen, dass sich wiederholt junge, attraktive Männer von ihr angezogen fühlen. Sie brachte es beim Erzählen sofort auf den Punkt: »Bruno, die Männer wollen sogleich mit mir ins Bett. Ich genieße das ja auch und finde es schön, aber jetzt habe ich genug davon. Ich habe nun genügend junge und knackige Männer testen können. Es reicht!«

Sie war in ihren Aussagen sehr direkt, was in diesem Energie-Coaching immer wieder für lustige Momente sorgte. Doch dann spürte ich es auch, diesen mystischen magischen Magnet, der von dieser Frau ausging. Während der Behandlung musste ich mich sehr konzentrieren, um dem weiblichen Magnet nicht zu nahe zu kommen. Schlussendlich landeten wir nach einer gewissen Zeit bei ihrer Gebärmutter. Ich klinkte mich energetisch in das Organ ein und traute meinen Ohren nicht: Ihre Gebärmutter war dabei, lustvoll zu stöhnen! »Ahhh, Ahh, Ahhh, …« Durch dieses lustvolle Stöhnen spürte ich ganz deutlich, wie sie an meiner Männlichkeit andocken wollte. Die Gebärmutter wollte mich. Jetzt! »Uii, was geht denn hier ab«, dachte ich und musste innerlich schmunzeln. Ich blickte die Kundin an. Sie hatte die Augen während der Behandlung geschlossen. Ich nahm nochmals mit ihrer Gebärmutter Kontakt auf und sprach mental zu ihr: »Du darfst dir nun eine Pause gönnen, schlafen gehen und dich entspannen. Es ist Zeit, sich auszuruhen.« Ich spürte, wie augenblicklich der Magnet ruhig wurde.

Sechs Wochen später kam die Klientin erneut in die Praxis und erzählte: »Es hat sich in der Tat verbessert. Ich habe in der Zwischenzeit neue Männer kennengelernt, die nicht nur das eine mit mir erleben möchten. Ich habe gute und tiefe Gespräche mit denen. Wirklich, die Situation hat sich deutlich verbessert. Doch ich muss auch ganz ehrlich sein, der eine Prinz oder sonst ein liebevoller Mann ist noch nicht in meinem Leben aufgetaucht. Hoffentlich kommt der noch, gell.«

Wir fokussierten uns in dieser Sitzung bewusst auf das Herzchakra. Neben dem Öffnen verbanden wir das Herz gezielt mit der schlafenden Gebärmutter. Wenn es möglich wird, Liebe zu fühlen, darf ihre Gebärmutter wieder aktiv werden und stöhnen so laut sie will. So kann sie ganz gezielt zuerst die Liebe fühlen und dann in den Sex eintauchen.

Warum erzähle ich dir diese Geschichte von Diana und der stöhnenden Gebärmutter? Sie richtet sich vor allen Dingen an diejenigen Frauen, die wiederholt Affären haben, nicht den richtigen Partner finden und darunter leiden. Es ist mir ein großes Anliegen, ein Bewusstsein dafür zu schaffen, weshalb so etwas geschehen kann. Darum, nimm Kontakt mit deiner Gebärmutter auf. Du kannst, wie ein paar Seiten vorher beschrieben, ganz einfach die Hand auf deine Gebärmutter legen. Verbinde diese mit deinem Herzen. Lege dazu die andere Hand auf dein Herz. Sprich: »Gebärmutter und Herz sind jetzt verbunden.« Fühle, wie sich die Verbindung vertieft. Realisiere, dass in Zukunft das Stöhnen via Herz verläuft.

Natürlich darfst du genießen, du hast ja einen freien Willen. Die Gebärmutter im Bauchraum liegt auf der Höhe des zweiten Chakras, des Sexualchakras, und dieses Chakra steht mit dem Wurzelchakra in Verbindung. Wenn es um das Thema Sex geht, nehmen diese zwei untersten Chakren die Verbindung mit dem Gegenüber auf. Ebenso in umgekehrter Weise.

Aufgrund dieser Geschichte haben wir im Rahmen unserer Energie-Coachings damit begonnen zu überlegen, ob bei Frauen, die generell sexuelle Unlust verspüren, ebenfalls die Gebärmutter verantwortlich sein könnte. Wir fanden heraus, dass bei Frauen, denen die Gebärmutter entfernt wurde, einerseits das Stöhnen fehlt und andererseits die Lust an der Sexualität abnimmt. Das wiederum wirkt sich deutlich auf die Liebesbeziehung mit einem Partner aus. Wie erwähnt, besteht die Möglichkeit, das zu korrigieren. Falls dir die Gebärmutter entfernt wurde, darfst du trotzdem eine Hand auf Höhe der Gebärmutter auf deine Bauchdecke legen und mit ihr in Kontakt kommen. Denn auch wenn das körperliche Organ nicht mehr vorhanden ist, sein Energiefeld bleibt. Entschuldige dich an erster Stelle bei der Blaupause für die Entnahme, und dann entschuldige dich auch bei den umliegenden Organen. Für diese ist es oft ebenfalls ein Schock. Das zu harmonisieren ist sehr heilsam. Aktiviere nun das Stöhnen deiner Gebärmutter gezielt und somit ihre Selbstheilungskräfte. Du wirst sehen, dass sich das positiv auf dein Liebesleben auswirken wird. Gehe jedoch sehr behutsam vor und gib dem Ganzen bitte viel Zeit! Es ist wie eine Blume, die wieder zu wachsen beginnt.

Natürlich fragte ich Diana, ob ich sie in meinem Buch erwähnen darf, was sie sofort bejahte. Sie wollte aber unbedingt anonym bleiben.

Mentale Aurachirurgie

Kundengeschichte 10

Ketten entfernen

In der Aurachirurgie wird am Energiefeld operiert. Während meiner Ausbildung durfte ich die Technik beim Erfinder Gerhard Klügl erlernen. Klügl demonstrierte mit beeindruckenden Tests und in Zusammenarbeit mit Ärzten in den letzten 20 Jahren, wie man an der Aura mit Aurachirurgie operieren kann. Erstmals organisierte ich 2019 ein gemeinsames Seminar mit *Dr. Mathias Künlen* (Arzt und Autor). Es kam sehr gut an, und wir waren schnell ausverkauft. Mathias hat bereits über 20 Bücher zu diesem Thema geschrieben, eine wahre Koryphäe.

Die Methode der Aurachirurgie ist unglaublich spannend, faszinierend und mittels Quantenphysik und Placebo erklärbar. Es werden diverseste Themen und Leiden behandelt. Ein Thema möchte ich an dieser Stelle eingehender betrachten, und zwar dasjenige der Resonanzen zu Vorleben, die der Klient in irgendeiner Weise spürt; dem Klienten haften noch Gefühle an, die mit seinen vorherigen Leben zusammenhängen.

Gut möglich also, dass ein Klient über ein Schweregefühl in Armen und Füßen klagt, als wenn an den Extremitäten noch Ketten angebracht wären. Bevor wir starten, bitten wir den Klienten, die imaginär geketteten Arme und Füße anzuheben und uns seine Empfindung zu beschreiben. Wer dies das erste Mal liest, muss vielleicht schmunzeln oder die Stirn runzeln. Trotz alledem ist es für den Klienten spürbar, wenn wir im Anschluss, beispielsweise mithilfe eines roten Laserpointers, über die bestimmte Stelle am Körper gleiten, die imaginäre Kette sozusagen aufschneiden und wir danach symbolisch mit den Händen die Kette entfernen. Nach diesem Vorgang bitten wir den Klienten erneut, Arme und Füße anzuheben. Die Rückmeldungen sind faszinierend, denn er spürt deutlich den Unterschied. Kaum zu erklären, oder? Aber die Leichtigkeit, die der Klient spürt, ist nachhaltig. Oft kommt es vor, dass beide, der Klient und ich, nach der Behandlung oder dem Vorgang erleichtert lachen. So leicht kann es sein, belastendes Gewicht zu verlieren.

Experimente mit Aurachirurgie

Durch das ständige Operieren habe ich mir erlaubt, in den letzten sieben Jahre Experimente mit den Kunden zu machen. So begann ich, nur noch mental zu operieren, mit der Kraft meiner Gedanken. Dazu reduziere ich gezielt die Gehirnfrequenz, entspanne mich und stelle mir in Gedanken vor, wie ich beim gewünschten Körperteil die virtuellen Ketten aufschneide und sie mit meinen Händen entferne. Ohne zu sagen, was ich mental gemacht habe, bitte ich den Kunden um eine Rückmeldung. »Wie fühlt es sich an?« –

»Es fühlt sich leichter an.« Die Klienten sind oft über das Ergebnis erstaunt und möchten wissen, wie ich das bewirken konnte. Denn, wie gesagt, sie fühlen den Unterschied. Suggestive Fragen sind ein absolutes Tabu und dürfen niemals gestellt werden. Es ist ein gezieltes »Entdeckenlassen«. Das wiederum beschleunigt die Selbstheilung. Was der Klient fühlt und spürt, ist die Wahrheit. Wenn es mental nicht geht, kann man immer noch mit den Operationsutensilien physisch am Kunden arbeiten.

Bisher war die Rede von Ketten an Händen und Füßen, die wie Erinnerungen aus dem Vorleben täglich grüßen. Es gibt jedoch so einiges, was mithilfe der Aurachirurgie bereinigt, aufgelöst, entfernt usw. werden kann. Als Beispiel seien hier »die Erinnerungen am Hals« genannt. Gerhard Klügl spricht hier vom Sklavenjoch. Ohne dem Klienten genau zu beschreiben, was ich teste, bitte ich ihn, im Stehen den Kopf so weit nach links und nach rechts zu drehen, wie es ihm möglich ist. Auf diese Weise erhält er ein Bild und eine Empfindung seiner Beweglichkeit. Daraufhin mache ich mich mental an die Arbeit: Mit Hammer und Meißel schlage ich das Sklavenjoch auf und entferne es. Möglicherweise existiert auch eine Schlinge, die ich ebenfalls gedanklich aufschneide und entferne. Grundsätzlich leitet mich meine Intuition, sie sagt mir, ob noch anderes zu erledigen ist. Nach getaner Arbeit bitte ich den Klienten erneut, den Kopf nach rechts und nach links zu drehen. Und ja, du hast recht, oft ist die Beweglichkeit deutlich größer! Mit fokussierter Konzentration Selbstheilung auszulösen ist immer wieder sehr faszinierend!

Es kamen schon oft Klienten in die Praxis, die über Jahre hinweg unter Blockaden im Nacken- oder Halsbereich litten. Das Lachen und die Freude der Klienten, wenn sie nach der Behandlung keinen Druck, keinen Schmerz mehr spürten und zudem die Beweglichkeit größer geworden war, erfreut mich immer wieder. Auch in solchen Fällen ist es die fokussierte Konzentration, die die Selbstheilung auslöst.

Kundengeschichte 11
Rückenoperation mit Aurachirurgie

Und dann war da noch Rolf. Er hatte seit Monaten Schmerzen im Kreuz. Sein Arzt zeigte ihm auf dem Röntgenbild, dass eine Bandscheibe auf den Nerv drückte. Rolf konnte es auch sehen. Kein Wunder, empfahl ihm der Arzt hier eine Operation. Er suchte bei mir Rat. Nach dem wir über die belastenden Umstände in der Firma von Rolf gesprochen hatten, war auch der Grund für sein Leiden schnell klar. Nach diversen Erkenntnissen wurde eine physische Aurachirugie-Operation sehr wichtig, also nicht mehr nur mental. Diese Situation brauchte eine tiefe Wirkung mit echten OP-Instrumenten.

Wir lokalisierten die Bandscheibe, die ihm auf den Nerv drückte. Nun begann ich gezielt an der Wirbelsäule mit Aurachirurgie zu operieren. Das wäre möglich am Rücken selbst, also ca. 1 bis 2 cm vom Körper weg, via ein Bild vom Rücken (Röntgenbild oder ein Bild aus einem Körperatlas) oder, wie in diesem Fall, über eine künstliche

Wirbelsäule (Surrogat), die Rolf in den Händen hielt. Dabei bauten wir eine Resonanz zu seinem Körper auf. Ich zog für ihn sichtlich und fühlbar an der Bandscheibe. Er spürte das deutlich durch ein Kribbeln am Lendenwirbel. Ich wiederum spürte seine Angst und beruhigte ihn, dass das komplett normal sei. Dazu erzählte ich, dass ich jetzt seine Bandscheibe vom Nerv wegziehe und der Nerv so wieder frei liege. Er sah es, er fühlte es. Nach wenigen Minuten waren seine Schmerzen dauerhaft weg. Dadurch, dass er es vor sich sah und durch meine gezielte Absicht ging alles in diesem Fall sehr schnell.

In einem Restaurant verwendete ich neulich einfach zwei Espressotassen als Wirbel. Die Bandscheibe war eine Papierunterlage zwischen den Tassen und den Untertellern. Ein langer Löffel diente als Nervenbahn. Je nach Operation sind medizinische Kenntnisse sehr angebracht und wirklich vonnöten. Doch auch die Kaffeetassen-Operation klappte gut, und die Schmerzen reduzierten sich per sofort.

Es lohnt sich sehr, Aurachirurgie vor einer echten Operation als Methode in Betracht zu ziehen. Es fließt kein Blut, ist günstiger und geht schneller. Komplett jenseits der Logik.

Wie löse ich mental ein Problem?

Hinschauen, sagte der Meister. Frage dich, wie und wo nimmst du das Problem wahr? Kannst du dir ein Bild davon machen? Ja? Dann drücke jetzt die Pausentaste. Alles bleibt wie eingefroren. Lass nun das Bild zusammenschrumpfen. Sieh, wie es immer kleiner und kleiner wird. Nimm in deiner Vorstellung eine Glaskugel und drücke das Problem in die Glaskugel. Wie durch ein Wunder ist nun das Problem in der Glaskugel. Schüttle die Glaskugel und erkenne den weißen Schnee in der Kugel. Du kannst dein Problem nicht mehr sehen. Dann wird der Schnee gelb. Du spürst, wie die Glaskugel sich in einen gelben Tennisball verwandelt hat. Das Problem ist nun im Ball und kommt nicht mehr heraus. Betrachte diesen nun kurz, nimm einen imaginären Tennisschläger und schmettere den Ball mit einer Körperbewegung kräftig von dir weg. Verfolge mit den Augen den Flug des Balles. Sieh dabei, wie sich der Ball fast in Luft auflöst, so weit fliegt er. Dann neigt er sich langsam nach unten und landet in einem Maul eines großen Krokodiles, das den Ball als Dessert frisst und verdaut.

Diese Methode ist sehr einfach und lässt sehr schnell emotionsgeladene Situationen verschwinden. Viel Spaß.

Selbstheilungstipp 19
Vorstellungskraft ist stärker als Willenskraft. Stell dir ein Leben wie im Schlaraffenland vor. Wie sähe das aus? Gestalte es bunter, größer, heller, lebendiger, fröhlicher, liebevoller, gefühlvoller. Sieh dich um und sage: »Das Leben ist schön!«

Ich suggeriere mich gesund

In diesem Buch geht es um die Selbstheilung. Wenn ich etwas immer und immer wieder sage, beginne ich es früher oder später zu glauben, zu spüren und zu fühlen. Wenn ich angstvolle oder stressige Momente erlebe, dann löst das niederschwingende Frequenzen aus. Mein Körper wird schwächer und instabil. Freude, Glück und Liebe sind hoch schwingende Frequenzen und stärken mich massiv. Das wird schnell nachvollziehbar, wenn wir etwas Schreckliches erleben oder wenn wir verliebt sind.

Wenn unser Alltag in Stress ausartet, dann beginnen wir uns im ganzen System zu verspannen. Rein körperlich hilft die Auflockerung durch eine Massage oder Cranio-Sacral-Therapie. Aktiver Sport, Yoga und natürlich Meditation lockern ebenfalls unser verspanntes Nervensystem und alle Muskeln und Faszien.

Selbstheilung geschieht immer in der Entspannung. Durch gezielte Meditation kannst du dich in die tiefste Selbstheilung führen. Die Gehirnwellen werden ruhiger. Das braucht eine aktive Gedankenkontrolle und ein Erziehen des Geistes, damit deine Seelenebene ruhig wird. So kann tiefes mentales Heilen seine Wirkung in deinem Körper hinterlassen. Wenn du in diesem ruhigen und entspannten Zustand beginnst zu imaginieren, wie sich deine Zellen und Gene verhalten sollen, dann bist du in deiner wahren Schöpferkraft angekommen. In diesem Zustand ist alles möglich.

Gibt es Gründe, nicht in diesen Zustand zu wollen? Ich glaube, du kannst viele deiner Freunde fragen, alle wollen irgendwie Heilung. Doch wollen sie auch gesund werden und bleiben? Erlaube ich mir heil zu sein? Will ich gesund werden oder will ich gesund bleiben? Das ist nicht das Gleiche. Tief im Menschen muss ein aktiver Wille und der vertrauensvolle Glaube dafür da sein.

Fall 1: Dr. Joe Dispenza – Rennradunfall

Bei meinen Recherchen für dieses Buch stellte ich fest, dass Dr. Joe Dispenza sehr ähnliche Inhalte hat wie ich. Zudem hatte er, wie ich, auch einen Unfall. Mit 23 Jahren, 1985, hatte er einen Fahrradunfall, bei dem er sich sechs Brustwirbel verletzte, einer davon war zu sechzig Prozent gebrochen. Der behandelnde Arzt eröffnete ihm, dass er nie wieder gehen könne. Das Einzige, was ihm helfen könnte, sei ein schwerer operativer Eingriff, bei dem seine Wirbelsäule mit Stangen fixiert werde. Er holte drei weitere Ärztemeinungen ein mit dem gleichen Resultat. Für ihn war klar, eine Operation kommt nicht infrage. Joe Dispenza: »Der Mensch ist dazu in der Lage, allein durch seinen Geist Selbstheilung zu erlangen.« Er begann mit seinem Geist und in der Meditation zu wirken. Immer wieder stellte er sich vor, wie seine Wirbel gesund werden und gesund sind. Nach sechs Wochen war das Schlimmste überstanden. Er konnte wieder gehen und fand nach und nach zu mehr Beweglichkeit zurück.

Fall 2: Clemens Kuby – Sturz aus dem Fenster
Clemens Kuby stürzte 1981 aus einem Fenster aus 15 m Höhe. Es wurde eine Querschnittlähmung diagnostiziert. Ihm gelang das Unvorstellbare: Ein Jahr nach dem Unfall verließ er die Klinik auf den eigenen Füßen. Seine Ärzte sprachen von Spontanheilung – und verstanden nicht, was da passiert war. Er: »Was ich unbedingt noch wollte, war Menschen kennenlernen, die noch keinen Strom, keine Straßen, keine Touristen, keinen Zucker und kein weißes Mehl kennen«, erinnert sich Kuby. Ein Freund, dem er davon erzählte, hatte solche Menschen gerade kennengelernt, im Norden Indiens, in Ladakh. »Ich nehme dich dahin mit«, hatte dieser Freund gesagt, »aber mit dem Rollstuhl kommst du da nicht hoch.« – Am nächsten Tag hätte er nach Monaten zum ersten Mal ein Gefühl in einem Zeh gespürt, erzählt Kuby – und dann habe er für seinen großen Traum acht Monate lang wie ein Wahnsinniger trainiert, um wieder auf die Füße zu kommen (https://de.wikipedia.org/wiki/Clemens_Kuby).

Acht ultimative Schlüssel für deine Selbstheilung

Was hat die beiden geheilt? Wie wurde der innere Fischschwarm gewendet? Was führte zur Spontanheilung?

Schritt 1: Beide erlebten eine Phase der Angst und erlebten am Körper, was nicht geht. Das muss man annehmen. So weicht der Druck.

Schritt 2: In dieser schweren Situation haben beide die Gedanken auf den Wunsch gerichtet: »Was will ich?« Es brauchte eine glasklare Zielsetzung.

Schritt 3: Ob bewusst oder unbewusst: Beide meditierten in einer niedrigen Gehirnfrequenz (4–8 Hz in der Theta-Welle) über das von ihnen gewünschte Leben.

Schritt 4: Erkennen und Ausblenden der größten Gegenspieler der Heilung. Das waren die Ansichten, Erfahrungen und Worte der Ärzte und Menschen, die nicht daran glaubten, dass eine Heilung in dieser Situation möglich wäre. Wir erinnern uns hier gern an die Geschichte von Roger Bannister. Er rannte eine Meile unter vier Minuten, obwohl das bisher ja unmöglich war. Die Ärzte sprachen vom Operieren und von der Tatsache der Lähmung. Unser größter Feind ist unser Verstand.

Schritt 5: Beide visualisierten immer wieder und machten mentale Übungen für das Gehen und Laufen. Im Geist konnten sie sich wieder bewegen, laufen und gehen. Sie fühlten die unendliche Freude, den Stolz, die Demut und die Dankbarkeit.Das Ego hat hier nichts verloren. Eher das kindliche Entdecken, die Neugierde in kompletter Liebe.

Schritt 6: Beide hatten immer wieder Gegengedanken der Angst. Was, wenn es doch nicht geht? Was, wenn die Ärzte doch recht hatten? Der Verstand fütterte und nährte den Zweifel und so die Angst.

Schritt 7: Sobald diese Angst kam, hatten beide den Gedanken der möglichen Heilung sehr gezielt und intensiv nochmals im Positiven durchlebt, wie unter Punkt 5 beschrieben. Die Angst wurde überschrieben und der positive Gedanke wiederholt.

Schritt 8: Beide haben mit dem Universum Pläne für die Zukunft ausgehandelt. Dr. Joe Dispenza wusste, er werde in Zukunft allen Menschen darüber berichten und dahingehend sein ganzes Leben lang forschen. Clemens Kuby wollte im ersten Schritt ärmeren Menschen helfen und die Welt noch sehen. Er machte wertvolle Entdeckungen über den Buddhismus, Geistheilung und Alternativen zur Heilung, die er oft in Filmen exklusiv festhalten konnte.

Das heißt, sie wussten, dass der gewünschte Zustand schon »so geschehen ist«, damit sie ihre Pläne umsetzen können. Sie blickten nach vorn.

Mein Autounfall 2007

2007 hatte ich einen für mich schweren Autounfall. Ein von rechts kommendes Fahrzeug nahm mir die Vorfahrt, und ich fuhr mit ca. 60 km/h in ein stehendes Auto. Fünf lange Jahre folgten mit Schmerzen, und über 200 Therapiestunden. Ich hatte nichts gebrochen wie die beiden Herren. Doch auch meine Geschichte führte mich auf meinen Seelenweg und den nicht sichtbaren Bereich. Dank einer Geistheiler-Ausbildung, die ich fast schon aus Trotz machte, war ich dann nach ca. 5 bis 10 Behandlungen schmerzfrei. Jutta Egger, meine Therapeutin, lernte ich dabei kennen. Sie war maßgeblich an der Selbstheilung beteiligt. Aufgewühlt ging ich zu meinem Hausarzt, Dr. Hansruedi Graf, und erzählte ihm, dass das doch alle Menschen wissen müssten. Er lachte und sagte: »Bruno, ich kann das doch nicht, ich bin Mediziner.« Angetrieben von meinem Erlebnis und dank Hunderter bzw. Tausender Energie-Coachings in meiner Praxis fand ich neue Lösungen im feinstofflichen Bereich. Ich visualisierte oft in dieser Zeit für meine Genesung. Dabei stellten wir alle immer wieder fest, es braucht die starke Fokussierung der mentalen Gedanken.

Wie gelange ich in die Selbstheilungsfrequenz?

Wie also kann man sich gut, schnell und einfach konzentrieren, um in die Selbstheilungsfrequenz zu gelangen?

Punkt 1: Präsente eigene Energie gelingt am einfachsten in der Entspannung.

Dazu hilft es, sich mit gezielter Entspannungsmusik (du wirst in diesem Buch noch darüber lesen) auf den Körper, den Atem, die Geräusche zu fokussieren oder die eigenen Gedanken zu beobachten. Ich persönlich gleite in tiefe Entspannung, wenn ich zuerst alle meine Chakren entspanne. Das gibt eine schnelle und immense Kraft der Konzentration.

Punkt 2: Als nächsten Schritt beginne ich, mir gezielt eigene Bilder zu visualisieren. Wenn ich eine DNA-, Gen- oder Zellen-Reparatur vornehme, dann tauche ich in das Bild des Knochens, der Sehnen, Muskeln, Bänder oder der Organe ein.

Ich beginne zu sehen, was krank oder defekt ist.

Punkt 3: Dann beginnt der Geist die Materie zu sehen, zu fühlen oder zu hören, wie es gewünscht wird. Also in der perfekten vom Universum gelieferten Blaupause. Die absolute Vollkommenheit, so wie es im optimalsten Fall von der Quelle, in der Energie, von Gott, dem Universum oder von mir selber gesund gesehen und gespürt wird. Erinnere dich: Spontanheilung ist wie ein wundervoller Fischschwarm, der aus dem Nichts die Richtung in die Gesundheit wechselt. Ich kann DNA-Stränge, Gene oder Zellen sehen, wie diese plötzlich gerade werden oder gesund sind.

Punkt 4: Fühle tief in dir, wie sich Zelle um Zelle aufbaut und wächst, wie sie stärker und stärker werden und schon stark sind. Mein Denken und Fühlen dazu sind entscheidend.

Beispiel mit deinem Auge: In der täglichen Meditation nimmst du nun gezielt dein Auge dazu. Starte in der Vollkommenheit bei der Makula, der Netzhaut mit seinen Sehzellen, der Augenlinse und dem Sehnerv. Sehe und spüre in allen Sinnen und in 3D die vollkommene Perfektion. Die Klarheit und Kraft der Linse und die Stärke des Sehnervs. Sehe und fühle in deinem stärksten Sinneskanal, wie der Sehnerv immer dichter und dicker wird. Fühle die Stärke und Kraft darin. Tag für Tag.

Sage dazu: Mein Auge ist stark. Ich fühle die Kraft.

Punkt 5: Programmiere deinen Körper, deinen Geist und deine Gedanken. Suggeriere auch immer wieder deinem Körper oder eben deinem ausgesuchten Organ den Aufbau der Heilung und sehe es schon als geheilt an. Wiederhole es immer und immer wieder im Geist und mit tiefer Freude der Dankbarkeit.

Hilfreiche Sätze könnten sein:

Ich kann alles. Mir geht es immer besser und besser. Alles ist möglich und gelingt mir ganz leicht. Ich bin ein Glücksmagnet und ziehe die Gesundheit an. Genial wie einfach mir alles so leicht gelingt. Liebe, Frieden, Freude und Harmonie durchströmen mich. Ich bin erfüllt mit göttlicher Liebe und freue mich über meinen Erfolg. Ich weiß und spüre, dass die Quelle durch mich wirkt. Die Quelle wirkt immer durch den Menschen. Alles, was ich benötige, fällt mir auf der Stelle zu, denn ich werde von der Quelle versorgt. Ich liebe mich. Das Leben ist schön und wird immer erfüllter. Ich bin zu 100% vollkommene Gesundheit. Alle meine Zellen sind zu 100% gesund. Ich bin immer mit der Quelle verbunden und im gesundheitlichen Überfluss. Usw.

Punkt 6: Vorsicht vor dem Alltag und den gegenteiligen Empfindungen. Wir sind keine Maschinen. Der Mensch hat seine Tagesemotionen, die sind zum Glück auch täglich anders. Doch bleibe konsequent und glaube! Die beiden Herren haben es geschafft, ich habe es geschafft, dann schaffst du es auch. Wisse, alles ist möglich. Wir sind reines Bewusstsein. Ein beseelter Körper aus Energie. Es ist nur ein Teil von dir sichtbar. Dein Körper wird geformt aus dem Unsichtbaren. Deine Gedanken formen die Materie. Du musst dir jedoch treu und bewusst bleiben.

Turbotrick: Wisse: Die Seele kennt nur Bilder und Gefühlssprache.

Gehe in der Zeitachse nach vorn, vielleicht 3, 6 oder 12 Monate. Sehe, fühle erkenne, dass du gesund bist. Frage hier deine innere Weisheit, wie du das geschafft hast. Unternimm gezielt eine Zeitreise und ziehe die gesunde Version davon in dein aktuelles Leben. Wie würde es sich anfühlen? Wechsle jetzt ins Konkrete: Wie fühlt es sich an, denn es ist nun auch so.

Alternativ kannst du auch deine gesunde Version aus der Vergangenheit ziehen. Wisse, Zeit ist eine Illusion und eine Erfindung der Menschen.

***Punkt** 7:* Stell dich auf einen freudigen und beharrlichen »Kampf« von sechs bis acht Wochen ein. Durchhalten ist angesagt. Gib hier nicht zu früh auf. Bleib dran. Was ist das schon, im Vergleich zum Rest deines Lebens. Erkenne den Nutzen dahinter. Wie hast du gelernt zu laufen, Rad zu fahren, Auto zu fahren? Du hast es immer und immer wieder gemacht.

Wie wirst du dich dafür belohnen, wenn du dein Ziel erreicht hast? Was ist deine große Vision dahinter. Wie schön wird es sein, wenn du deine Geschichte, deine Erfolge deinen Freunden erzählen kannst. Wie hilfreich wird es für andere Menschen sein, wenn sie von deiner Geschichte erfahren. Schreibe auch mir, ich lese jeden Erfolg sehr gern und freue mich riesig mit dir. Lass uns Geschichte schreiben. Es ist viel mehr möglich, als wir uns je vorstellen können. Brich diese Lanze auf und »beweis« es dir, beweise es den Menschen.

Ich freue mich schon sehr auf deine Rückmeldungen.

Selbstheilungstipp 20

Wisse, du bist der Schöpfer deiner Realität. Nutze die Möglichkeit über das Quantenfeld. Darüber kannst du deinen Fischschwarm in eine neue Richtung steuern. In eine Richtung der vollkommenen Heilung. Das Kranke wird aus dem Unsichtbaren gesund. Es ist zwischen Himmel und Erde viel mehr möglich, als wir glauben. Du kennst nun den Weg. Gehen musst du ihn selbst. Doch du bist unendlich stark!

Wie entsteht Heilung?

Muskelkater auflösen

In der Schulmedizin gibt es die Theorie, dass der typische Schmerz des Muskelkaters die Folge von Mikroverletzungen oder Überreizungen am Übergang des Muskels zum Knochen ist. Demnach am Ursprung und/oder Ansatz des Muskels.

Nach einer zu langen Wanderung hatte meine Frau Muskelkater, und ich fragte sie, ob ich ihn auflösen darf. Sie bejahte, und ich legte meine Hand auf die am stärksten betroffene Stelle, den Po. Nun gut, ich hatte Glück, es ist meine Frau und ich darf ihr an den Po fassen. Ich nahm einen tiefen Atemzug, verringerte dadurch meine Gehirnfrequenz, entspannte mich und fühlte in den Muskel und die Faszien ihrer rechten Pobacke hinein. Ich fokussierte meine Wahrnehmung und sah völlig überhitzte Muskeln, die in rot-gelber Farbe leuchteten und den Beweis erbrachten, dass aufgrund der Überreizung eine Entzündung entstanden war. Nun begann ich, mental sämtliche rot gefärbten Muskeln in gelbe umzuwandeln, sodass eine erste Entspannung initiiert werden konnte. Im nächsten Schritt änderte ich alles in ein Blau. Ich fuhr damit fort, in Gedanken den gesamten schmerzenden Bereich mit Honig einzureiben. Warum Honig? Ganz einfach, ich erhielt einen entsprechenden Impuls. In Heilverfahren wird Honig oft aufgrund seiner antibakteriellen und beruhigenden Wirkung eingesetzt und es werden damit Erfolge erzielt. Außerdem fördert es die Selbstheilung. Nachdem nun der gesamte Bereich der rechten Pobacke meiner Frau mit Honig einbalsamiert war, also nur in Gedanken, färbte ich, wiederum nur in Gedanken, die ganze Fläche in Grün. Die Muskeln wurden in meiner Vorstellung jetzt grün. Ich entfernte meine Hand um etwa 1 bis 2 cm, fühlte die Wärme, die aus meiner Hand Richtung Muskeln strömte und visualisierte den ganzen Bereich mit grüner Energie. Liebevoll fragte ich meine Frau: »Möchtest du dich vielleicht ein bisschen bewegen und mir sagen, ob du den Schmerz des Muskelkaters noch spürst?« Wir schlossen uns gegenseitig in die Arme, denn der Muskelkater war wie von Zauberhand verschwunden!

So wechselten wir zur linken Pobacke, dort saß der schmerzende Muskelkater ebenfalls. Ich wiederholte den mentalen Vorgang, auch hier war der Kater bald aufgelöst.

Gern lade ich dich dazu ein, diese Methode zu testen. Wenn du einmal Muskelkater aufgrund einer Überreizung deiner Muskeln und Faszien spürst, lege deine Hand auf die schmerzende Stelle und führe den eben beschriebenen Ablauf mental durch. Auf diese Weise kannst du die Selbstheilung auslösen. Rottöne entsprechen meistens einem entzündlichen Vorgang im Körper. Da Grün der Heilenergie entspricht, ist es das Ziel, mit dieser Farbe den Ablauf abzuschließen. Aus Erfahrung kann ich sagen, dass Blau, aufgrund der kühlenden Wirkung, eine wunderbare Farbe für die Übergangsphase von Rot zu heilendem Grün darstellt.

Selbstheilungstipp 21
Selbstheilung leicht gemacht! Auch Sport und Bewegung haben ihre Grenzen; höre immer genau hin, wenn dein Körper dir etwas sagen möchte. Wie geht es ihm heute?.

So entsteht Selbstheilung

Ich bin der Ansicht, dass wir allein durch unsere Gedankenkraft Materie im Außen verändern können, so entsteht Selbstheilung. Die Kraft der Gedanken wurde bereits eingehend untersucht. Es ist ein Thema, das ich ebenfalls in meinen Büchern *Jenseits der Logik* und *Ich sehe deine Seele* behandle. Wenn wir demnach durch unsere Gedanken Materie beeinflussen können, ist es von zentraler Bedeutung, welche Gedanken wir tagsüber hegen. Die Energie in jedem von uns hilft uns demzufolge, über die Gedanken hinaus, aktiv in die Selbstheilung einzugreifen.

Energie zu fühlen ist einfach. Du kannst es leicht selbst testen. Reibe dazu deine Handflächen zehn Mal kräftig hin und her, schon wirst du Wärme zwischen den Händen spüren. Ich habe das schon zu Beginn erwähnt, doch nun geht es noch etwas weiter. Stell dir nun einen imaginären Ball vor, den du mit den Händen hältst. Versuche bewusst in die Energie der Hände einzutauchen und den Ball zu fühlen. Wenn du die Augen schließt und damit deinen Blick nach innen wendest, kann sich deine Aufmerksamkeit deutlicher auf das Spüren und Fühlen des Balles fokussieren.

Lass als Nächstes zu, dass der imaginäre Ball sich färbt, beispielsweise rot. Vielleicht beobachtest du, wie du ihn anmalst oder du siehst ihn ganz einfach in Rot. In Gedanken darfst du nun versuchen, ihn in ein Gelb zu wechseln und nachzuspüren, ob sich in den Handflächen etwas verändert. Im nächsten Schritt änderst du in deiner Vorstellung langsam den Ball auf grün, ein deutliches, sattes Grün. Fühle erneut in die Handflächen hinein. Diese Form der Energieübertragung löst etwas aus, das ist für dich spürbar. Rot wird oft als härter und Grün als weicher wahrgenommen. Viele Untersuchungen haben gezeigt, dass dieses Fühlen der Energie bereits den Anstoß zur Selbstheilung darstellt. Die Zellen im Körper beginnen von selbst, sich zu korrigieren.

Wenn wir Chakren behandeln, stoßen wir in ihnen Energie an und reinigen sie. Wir konnten ebenfalls feststellen, dass beim Arbeiten an einem der Chakren sich dies auch auf die anderen auswirkt. Wenn wir z.B. das Wurzelchakra, Chakra 1, behandeln, fließt auch ein Teil der Energie zu anderen Chakren. So beispielsweise auch zum Herzchakra, wenn es dort nötig wird. Demnach kann beim energetischen Arbeiten beinahe nichts falsch gemacht werden, denn die Energien besitzen eine gewisse Eigenintelligenz.

Solche Tests führten wir über mehrere Jahre bei unseren »Healer Confirmation Days« durch. Bei diesem Anlass hatten Therapeuten die Möglichkeit, Behandlungen durchzuführen und die Zuschauer wurden Zeugen davon, wie beim Klienten Selbstheilung ausgelöst werden konnte. Der von

Kindheit an hellsichtige Martin Zoller, ein guter Freund von mir, kommentierte jeweils die Energien.

Selbstheilung geschieht im Kleinen. Für ein Kind, das sein Knie aufgeschürft hat, sind die tröstenden Worte der Mutter heilend; es wird in den Arm genommen, bekommt zu hören, dass bald alles wieder gut sein wird. Aufgrund der liebevollen Stimme der Mutter bekommt der Körper des Kindes Impulse und reagiert darauf. Wenn die Mutter dann noch auf das Knie pustet und ihrem Kind versichert, dass bereits alles wieder gut ist, imaginiert die Mutter Heilung und überträgt diese auf ihr Kind. Es gleicht einem Placeboeffekt, denn die Zellen reagieren unverzüglich und lösen Heilung aus. Auch hier zeigt sich die Eigenintelligenz unseres Körpers; wir alle wissen, wie rasch beispielsweise eine Schürf- oder Schnittwunde von selbst heilt.

Allerdings kann, wie bereits zu Beginn erwähnt, Selbstheilung durch folgende Punkte gebremst werden:

1. Körperlich: also zu wenig Bewegung
2. Äußere Einflüsse: zu schlechte Ernährung oder eben Belastung von außen
3. Emotional: psychisch, Belastungen aller Art

Stell dir einmal die Umweltenergie von 1970 vor. Wenn du einen Schalter hättest, mit dem du die Umweltenergie von 1970 und die von 2020 hin und her schalten könntest, dann würde es dich vermutlich umhauen. In den letzten 50 Jahren sind enorm viele Außenfrequenzen (Handymasten, WiFis usw.) hinzugekommen, die wir in diesem schleichenden Prozess nicht spüren. Es gleicht dem Frosch im Wasser, der gerade gekocht wird. Das Wasser wird immer wärmer und plötzlich ist es derart heiß, dass er stirbt. Würde der Frosch jedoch von Anfang an ins heiße Wasser springen, würde er natürlich sofort wieder heraushüpfen, da es eben zu heiß ist.

Ich kann vieles gut selber beeinflussen. Bei Einflüssen von außen wird das jedoch schwieriger. Diese stören deine Raumenergie oder eben schlussendlich deine Körperenergie und so deine Gesundheit. Hierzu gibt es jedoch sehr viele Anbieter im Markt, die Produkte und Lösungen für dich und deine Gesundheit empfehlen. Auch wir haben unser privates Heim, unser Büro mit allen technischen Geräten und dazu auch mich selbst ›geschützt‹. Energetisch kann ich sehen, dass sich ein schützendes Harmoniefeld aufbaut, das sämtliche Störfelder neutralisiert. Natürlich gibt es im Internet viele tolle Anbieter. Wir haben sehr gute Erfahrungen mit MEMON gemacht. Auf meiner Website (www.brunoerni.com/member-bereich/) findest du dazu weitere Infos mit Spezialkonditionen und kostenlosen Testmöglichkeiten, extra für dich.

Selbstheilungstipp 22
Überlasse nichts dem Zufall. Selbstheilung und Zellenschutz kannst du von allen Seiten her aktiv angehen. Sei weise und wachsam. Etwas weniger am PC und am Handy und etwas mehr in der Natur ist sicher ein guter erster Schritt dazu. Wann beginnst du? Jetzt? Eine gute Idee!

Kundengeschichte 12
Unbewusst voll auf Kurs

Gerne teile ich mit dir an dieser Stelle noch eine Kundengeschichte, die ich im Frühling 2019 in meiner Praxis erlebt habe. Es kam eine 50-jährige Frau, nennen wir sie Rosa, zu mir. Sie ist Mutter von fünf Kindern. Rosa setzte sich auf den Stuhl und fing sogleich an zu weinen. Unter Tränen sagte sie: »Ich habe im Leben komplett versagt und alles falsch gemacht. Ich war immer nur für meine Kinder da und lebe überhaupt nicht mein Leben. Ich fühle mich total überfordert und habe vermutlich auch in der Erziehung alles falsch gemacht. Und, auch wenn es in meinem Leben keinen Platz für meinen Seelenauftrag gibt, möchte ich ihn trotzdem wissen.«

Ihre Energie war spürbar am Boden. Sie war müde und ausgelaugt und fühlte sich in einem tiefen dunklen Loch. Orientierungslos. Ich konnte sie gut verstehen. Hier bietet ein klassisches Energie-Coaching gute Hilfe. Oft sage ich aus Spaß, wir machen jetzt einen Komplettservice. Wie bei einem Auto. Bei meiner Kundin wäre das wohl der 50 000 gewesen. Die Worte halfen schon mal in die richtige Richtung. Und so lösten wir Blockaden, stärkten sämtliche Energien und schauten darauf, dass es ihr so rasch wie möglich wieder besser ging. Am Ende fokussierte ich mich auf ihre Seele, um ihren Seelenauftrag zu lesen. »Rosa, bist du grundsätzlich gern für andere da?« Rosa: »Ja, klar.« Ich: »Ich habe das Gefühl, du gibst den Menschen in deinem Umfeld gerne Stabilität und Sicherheit, damit diese wiederum Stabilität und Sicherheit fühlen und geben können. Das macht dich überglücklich. Du bist der Fels in der Brandung, du bist für andere da. Du bist für deine Freunde da, du bist für deine Familie da.«

Plötzlich wurde es still im Raum. »Das mache ich schon mein ganzes Leben lang so«, sagte Rosa nachdenklich. Ich: »Richtig, nur für dich selbst nicht. Du bist also zu 100 % auf dem Seelenweg. Der Seelenauftrag spiegelt sich immer im Außen. Das Pendel schlägt jedoch hin und her. Für dich und für andere.« Es war wieder ganz still. Dann kullerten erneut Tränen über ihre Wangen, doch diesmal waren es Freudentränen. »Bisher war ...« Sie unterbrach mich: »... war ich nur für andere da und nicht für mich selber. Ich gab mir keine Stabilität und Sicherheit.« Das war für Rosa eine Erleuchtung. Als würde man alle Lampen am größten Weihnachtsbaum anzünden, funkelten ihre Augen vor Freude.

»Das ergibt alles so Sinn, lieber Bruno. Ich danke dir aus tiefstem Herzen. Du bist schlicht genial!« Plötzlich war sie voller Energie und Zuversicht. Sie spürte, dass die letzten 50 Jahre nicht sinnlos und auch die letzten 15 Jahre mit ihren 5 Kindern eine liebevolle Zeit gewesen waren.

Es berührte mich tief zu sehen, wie schnell sie den Sinn in allem erkannt hatte und wie gestärkt sie nach dem Energie-Coaching war. Wir verabredeten uns zu einem zweiten Termin. Zwei Monate später kam sie wieder. Strahlend, lachend und freudig hüpfend umarmte sie mich, küsste mich auf die Wange und sagte: »Bruno, ich weiß gar nicht, weshalb ich heute zu dir komme. Mir geht es seit unserem letzten Termin nur gut! Ich bin völlig in der Fülle, alles kommt auf magische Weise in mein Leben. Ich weiß nicht, was du gemacht hast!«

In tiefer Bescheidenheit muss ich bei solchen Situationen sagen, ich bin nur der Wasserhahn. Ich weiß natürlich schon, dass das richtige Einstellen eine gute Wirkung haben kann. Doch auch bei Rosa haben wir nur die Selbstheilung aktiviert. Ich bin kein Guru, jeder ist sein eigener Guru: »Du selbst hast dafür gesorgt, dass es dir wieder gutgeht. Bravo, ich bin sehr stolz auf dich. Was machen wir denn jetzt in dieser zweiten Sitzung? Was ist dir wichtig?« Sie: »Ich habe keine Ahnung. Ich weiß auch nicht, weshalb ich gekommen bin, ich brauche den Termin nicht, aber ich wollte auch nicht absagen. Mir geht es super gut. Alles ist bei mir plötzlich anders. Ich bin gesund, fröhlich und fit. Ich spüre die Fülle in mir und ich bin der glücklichste Mensch auf Erden.«

Wir haben dann eine Stunde lang über Gott und die Welt geredet, bevor sie aufstand, mich fest umarmte und mir für diese zweite, wundervolle Stunde dankte, in der wir eigentlich nur miteinander geredet hatten.

Für mich ist diese einmalige Stunde ein Geschenk des Erkennens, denn viele Menschen verurteilen sich selbst und sehen dabei nicht, dass sie bereits auf ihrem Seelenweg sind.

Ich glaube auch, dass wir das, was wir aus dem Herzen heraus spüren, intuitiv tun. Deshalb bin ich davon überzeugt, dass viele Menschen bereits in ihrem Seelenauftrag unterwegs sind, dabei jedoch immer wieder vergessen, dass das Pendel hin und her schwingt, für andere *und* für sich selbst. Im Innen wie im Außen. Bei dir und bei anderen.

Was lernen wir nun aus dieser Geschichte? Schau mal, ob du nur für andere lebst, oder ob du auch ein wenig für dich selbst leben darfst.

Was genau passiert, wenn wir meditieren, und weshalb mache ich das?

Verschiedene Lehren, vor allem aus dem asiatischen Raum, weisen darauf hin, dass Meditation eine sehr gesunde Praxis für Körper, Geist und Seele ist und für tiefe Entspannung sorgt. Wer entspannt ist, sorgt für Ruhe im Kopf. Und genau das geschieht während einer Meditation. Man ruht in sich und erlaubt damit den Gedanken, leiser zu werden. Vielleicht verstummen sie sogar ganz. Mithilfe des achtsamen Fokus auf den Atem kann es rascher gelingen, in den meditativen Zustand zu gelangen. Indem wir die Augen schließen und den Blick nach innen richten, fährt das limbische System in kurzer Zeit herunter, wir entspannen uns. Meditation erhöht die Bewusstheit und Konzentration, sie unterstützt den Stressabbau, führt zu mehr Gelassenheit und lindert Schmerzen.

So haben Fremdenergien keine Chance

Einen hilfreichen Trick, wie du sehr schnell in die Entspannung gelangst, kennst du bereits. Atme drei Sekunden lang ein und acht Sekunden wieder aus. Stell dir vor, wie du den

Atem nach unten, durch deine Füße an die Erde abgibst. Das entspannt beide Gehirnhälften, die sich sogleich synchronisieren. Bei wissenschaftlich durchgeführten Messungen konnte festgestellt werden, dass die Gehirnhälften derjenigen Menschen, die mindestens zweimal pro Woche meditieren, ausgeglichen sind. Verspannte Chakren mitten sich wieder ein und der Körper kommt so wieder in die Entspannung, Ruhe, Gelassenheit und Gesundheit.

Wenn Chakren sich in der Meditation entspannen, uns gesund machen, dann gilt es, diesem großen Wissen vermehrt Aufmerksamkeit zu schenken. In unseren Energie-Coachings reinigen wir die Chakren. Das gleicht einem verstopften Gully- oder Kanaldeckel, der von Laub und Blätter befreit wird. Es ist wie eine Kanalreinigung, sodass die Lebensenergie wieder atmen und herrlich fließen kann. So etwas wirkt sich in positiver Weise auf das Nervensystem, die Organe und den ganzen Körper aus. Natürlich kann das Geschilderte auch in umgekehrter Reihenfolge vor sich gehen; aus der Körperentspannung hin zur Beruhigung der Chakren, die, wie gesagt, in entspanntem Zustand ganz weich werden. Weiche Chakren sind fähig, dein volles Potenzial zum Vorschein zu bringen, die Freiheit, die du in dir trägst! Außerdem konnte ich beobachten, dass, solange die Chakren weich sind, Fremdenergien oder Emotionen absolut keine Chance haben, anzuhaften. Das ist genial! Das heißt, man kann die Chakren gezielt mit Meditation beruhigen, entspannen und sich so vor Fremdenergien schützen. Diese Entdeckung war für mich eine wahre Erleuchtung! Ich bin so Herr oder Frau über meine Energie.

Das exakte Gegenteil beobachtete ich bei Menschen, die in ihrem Alltag enorm gestresst waren, die Sorgen oder Ängste und, damit verbunden, negative Emotionen mit sich herumtrugen. Ihre Chakren fühlten sich hart an und waren heiß. Ja, Chakren können sich durch deine eigenen Emotionen erhitzen. Wenn du also als Mann eine »heiße Frau« mit heißen Chakren vor dir hast, dann renn weit weg, denn das wird alles andere als ein heißer Abend. Das gilt natürlich auch umgekehrt für »heiße Männer« mit heißen Chakren.

Menschen mit heißen Chakren sind also nicht ausgeglichen. Sie sind sehr emotional und leicht reizbar. Sie erhitzen sich selbst, was wiederum den Beweis erbringt, dass, wenn wir uns über andere Menschen ärgern, der Körper das Gefühl bekommt, du ärgerst dich über dich selber. Das Gehirn kann das nicht unterscheiden, das weiß man aus der Gehirnforschung.

Meine wertvollste Meditation

Ich habe vor ein paar Monaten eine Meditationstechnik entwickelt und perfektioniert, bei der du die beste und stärkste Selbstheilung erfahren kannst. Wer diese Meditation täglich anwendet, wird ein langes gesundes Leben führen können. Damit will ich dir sagen, sie ist schlicht unbezahlbar. Trotzdem, machen musst du sie selbst. Es liegt in deiner Hand.

Wie schon erwähnt, meditiere und stärke ich meine Energie täglich, je nach Arbeitstag zwischen 7 und 9 Uhr morgens für ca. 20 bis 30 Minuten. Mein Geist ist morgens bedeutend ruhiger als am Abend. Daher ist für mich der Morgen optimal geeignet.

Lege oder setze dich bequem hin, nimm einen tiefen Atemzug und entspanne dich. Schließe die Augen und atme drei Sekunden tief ein und acht Sekunden aus. Fühle wie sich der ganze Körper entspannt. Komme an im Hier und Jetzt. Atme in der Vorstellung durch deine Füße aus, erde dich und werde immer ruhiger und ruhiger.

Fokussiere dich nun auf deine Stirn. Gib deiner Stirn Raum und fühle die Haut auf deiner Stirn. Wenn du nach 15 bis 30 Sekunden nichts auf der Stirn fühlen kannst, dann tippe oder streiche mit dem Finger ganz sanft an die Stirn. Fühle und warte ca. 30 Sekunden. Was fühlst du? Einen sanften Druck? Gehe nun mit deiner Aufmerksamkeit zum Hals, unterhalb deines Kehlkopfes, und fühle auch dort die Haut. Warte, bis du auch hier nach ein paar Sekunden einen Druck auf der Haut fühlst. Nimm allenfalls deine Finger zum Einsatz, wenn du nichts fühlst. Doch lass dir bei dieser Meditation genug Zeit. Wir sind alle sehr sanfte Wesen und brauchen unsere Zeit. Wenn du die Haut am Hals ca. 15 bis 30 Sekunden gespürt hast, gehe mit deiner Aufmerksamkeit wieder zur Stirn. Fühlst du es noch? Hast du gewusst, dass du hier nicht die Haut fühlst, sondern dass dies dein Stirnchakra ist? Fühle und sage dem Stirnchakra: »Du bist ganz entspannt!« Fühle, wie sich nun das ganze Stirnchakra, Chakra 6, tief und ruhig entspannt. Stell dir dabei eine Blume oder einen Teller vor, der auf deiner Stirne flach anliegt, leicht rotiert und sich ganz entspannt. Gehe nun wieder zum Hals, Chakra 5, und wiederhole es wie bei Chakra 6. Gehe wieder hoch zur Stirn und stell dir vor, dass dein Chakra wohl sehr lang ist. Fühle, wie sich alles entspannt. Die Länge des Chakras unterscheidet sich vom Ansatz auf der Stirn. Die gefühlte Blume oder der Teller hat eine Art Fransen, die die Chakrenlänge ausmacht. Auch sind die Chakren unterschiedlich im Durchmesser. Versuche hier einfach zu fühlen. Erstens wie ist der Durchmesser, zweitens, wie lang sind meine Fransen. Kämme allenfalls in Gedanken durch die Fransen vom Körper weg Richtung Außen. So wird alles noch leichter und sauberer.

Gehe nun zum Herzchakra. Fühle wieder zuerst nur die Haut. Gehe dann zum Hals und beginne zu wiederholen, was du bei der Stirn gemacht hast. Dann wieder zum Herzchakra, Chakra 4. Gehe dann wieder zur Stirn, dann wieder zum Herz.

Wechsle nun zum Chakra 3, dem Solarplexus, oberhalb des Bauchnabels. Gehe immer wieder nach oben, also Herz, dann kurz Hals, dann kurz Stirn. Es ist wie eine Daueraufmerksamkeit. Alle bleiben in Bewegung bzw. in der gezielten Entspannung.

Ergänze dann noch Chakra 2, das Sexualchakra, das leicht unterhalb des Bauchnabels liegt, und zum Schluss Chakra 1, das Wurzelchakra, das du im Schritt fühlen kannst. Gehe wieder Chakra für Chakra nach oben und fühle nun dein 7. Chakra, das Kronenchakra, auf dem Kopf. Das ist massiv, breiter als die anderen.

Wisse, dass deine Chakren auch hinten an dir herausragen. Auch sie benötigen und lieben diese Entspannung.

Gehe gezielt an deinen Hinterkopf, Chakra 6, und wiederhole das Gleiche mit allen Chakren, von oben nach unten.

Wichtig:
Beginne IMMER an der Stirn. Dein Verstand wird so sehr schnell ruhig. Grundsätzlich spielt die Reihenfolge dann keine Rolle. Du kannst es nur richtig machen.

Die hier beschriebene Version dauert ca. 20–30 Minuten. Falls dir das zu lang ist, kannst du auch nur die Chakren auf der Vorderseite gezielt angehen. Übung macht den Meister. Es wird immer schneller gehen.

Am Ende kannst du nochmals gezielt einatmen und durch alle Chakren gleichzeitig ausatmen. Es gleicht dem Bild, als würdest du ganz sanft durch eine Flöte pusten, um so alles zu reinigen.

Fühle auch, wie plötzlich alles leichter wird. Ich erinnere mich gut, dass ich anfangs spürte, wie sich eine große Last aus dem Herzchakra löste. So wirst auch du dich plötzlich um 100 Tonnen leichter fühlen.

Meine Meditation geht noch weiter. Ich bin nun bereit, Organe zu behandeln, in die Aura einzutauchen, oder einfach so, ohne Denken, so lange zu bleiben, wie ich das für mich gut empfinde.

Dein ganzer Körper erlebt gerade Wellness der besonderen Art. Balsam für die Seele. Alle Zellen, Gene, Sehnen, Muskeln, Knochen, Organe, ja das gesamte Nervensystem und einfach alles an dir wird beruhigt, gestärkt und so geheilt. Es ist die beste Investition in dein Leben.

Selbstheilungstipp 23
Wenn du täglich meditierst, bist du zu 100% auf Selbstheilungskurs. Es ist die beste Investition, die du für dein Leben haben kannst. Es ist die beste Form der Regeneration für dich und die beste Akkutankstelle, die es gibt.

Kundengeschichte 13
Was soll ich bloß werden

Deborah, 43 Jahre alt, sitzt bei mir in der Praxis und erzählte liebevoll von ihrer 15-jährigen Tochter. Das Thema Berufswahl ist gerade sehr aktuell und wird zu Hause viel diskutiert. Sie schilderte, dass sie ihre Tochter natürlich danach gefragt habe, »was sie werden wolle«. Offenbar wurde »man« fündig und das sei gut so. Den ausgewählten Berufsweg einzuschlagen bedeute schließlich, dass etwas aus ihr werde.

Allein schon die Frage, die einem Fast-noch-Kind gestellt wird: »Was willst du mal werden?«, jagt mir einen kalten Schauer über den Rücken. Warum? Aufgrund meines Glaubens, dass jedes Kind, jeder Mensch bereits angekommen ist und jeder von uns eine Gabe, einen Seelenauftrag, in sich trägt, erscheint mir diese Frage wie ein gewaltiger Stoß in eine falsche Richtung. Wenn die Frage lauten würde: »Was möchtest du denn in deinem Leben noch lernen und erfahren, um Spaß zu haben?«, hat das eine ganz andere Bedeutung als: »Was willst du werden?«

In der Regel werden wir dazu erzogen und vorbereitet, in der Zukunft irgendetwas zu erreichen oder zu sein. Der Graben zwischen dem Jetzt und dem zukünftigen Leben wird damit größer und größer, sodass wir diesem Leben ständig hinterherjagen. Auf diese Weise kommen wir nie an! Dabei gehen wir auf die Suche im Außen und geben viel Geld aus, das wir noch nicht verdient haben, um Dinge zu kaufen, die wir nicht wollen, um Menschen zu beeindrucken, die wir nicht mögen. So oder ähnlich hat es der US-amerikanische Komiker und Schauspieler Will Rogers schon vor 100 Jahren gesagt.

Den Seelenauftrag, die Talente und Gaben des Kindes zu kennen, und es dazu zu ermutigen, ihn zu leben und sein Lernen darauf zu stützen, zu vertrauen, ist viel besser und bietet einem jungen Menschen viele gute und wertvolle Möglichkeiten. Es müssen nicht zwingend möglichst viele und tolle Ausbildungen sein, ebenso wenig besteht die Notwendigkeit, ständig gute Noten zu schreiben. Den Seelenauftrag entdecken, spüren, fördern und leben, wenn wir Eltern das in Bezug auf unsere Kinder als Fokus nutzen, haben wir ein wundervolles Erziehungsinstrument. Das Motivieren der Kinder wird ebenfalls einfacher, da sie sich in ihrem Seelenauftrag abgeholt fühlen und wir das Kind im Verhalten verstehen.

In meiner Kindheit hatte ich einen Lehrer, Herr Werfeli, der mir klar signalisierte, man müsse gut in der Schule sein. Nur wer gute Noten schreibt, wird belohnt, bei schlechten Noten jedoch wird man abschätzend behandelt. Nein, nicht alle meine Lehrer waren so. Die Mehrheit der Lehrer hatte ein gutes Herz. Da bin ich heute noch sehr dankbar.

Doch wir lernten Dinge, bei denen wusste ich, die werde ich nie brauchen. Mein Interesse daran war enorm klein, die Noten extrem tief. Ich war eh ein Spätzünder. Erst mit 16 Jahren ging bei mir der Knopf im Kopf auf, doch da war die Schule schon vorbei. Der Herzensweg kennt keine Noten. Lass dich nicht von Noten, die dir andere aufgestülpt haben, im Glauben bremsen. Du bist einzigartig. Finde deinen Flow, deine Leichtigkeit. Nur dort sind deine Heimat und dein Maximum. Auch bei mir ging das Leben rauf und runter. Nach meinem Autounfall 2007 und fünf Jahren Dauerschmerzen ging ich 2012/2013 fast Konkurs. Doch glaube mir, ich brauchte diese Erfahrung, um zu fühlen, wohin mein Weg geht. Endlich, 2013 fand ich wieder auf meinen Herzensweg und fühle mich angekommen. Ich erlaube mir, wann immer ich es brauche, mit meinem Herzen und meiner Seele zu telefonieren. Ich lade diese ein, um zu fragen und zu fühlen: »Bin ich auf dem richtigen Weg?«

Oft werde ich als absolut authentischer Herzensmensch beschrieben. Ja, ich fühle die Menschen und finde es das Schönste, was es gibt. Mein Glück ist es, Blockaden bei anderen lösen zu dürfen, ihnen ihre Bestimmung aufzuzeigen und ihnen damit zu helfen, ihre Ziele zu erreichen. Wenn ich diese Faktoren berücksichtige und ich all das tun darf, dann jubelt es tief aus mir heraus. Ich habe das schon als Kind gemacht.

Wenn wir nun unsere Kinder bloß über ihre Leistungen definieren und erziehen, ihnen wiederholt sagen, wie wichtig gute Noten für ihre Zukunft sind, entsteht starker Druck. Ihre Fähigkeiten werden vermutlich nicht gefördert. Aufgrund diversester Untersuchungen weiß man heute, dass es für Menschen zwischen 25 und 30 verschiedene Fähigkeiten oder Talente gibt. Diese sind bei allen unterschiedlich. In der Schule werden lediglich zwei bis drei davon abgedeckt bzw. gefördert. Aufgrund solcher Studienergebnisse kann man sich gut vorstellen, was mit einem Kind geschieht, dessen schulische Leistungen schlecht sind, diese außerdem mit Noten bewertet werden und es für das Kind keine Möglichkeit gibt, seine anderen Talente zu zeigen: Sein Selbstvertrauen schrumpft nach und nach, es leidet und fragt sich irgendwann: »Was soll aus mir werden?«

Ein junger Mensch, der vermittelt bekommt, dass er bereits angekommen ist, der darin unterstützt wird, seine Talente zu leben, geht auf ganz andere Weise durchs Leben.

Ich wünsche mir, dass viele Menschen diese Zeilen nicht nur lesen, sondern sie auch tief im Inneren verstehen. Wir *sind* schon angekommen, haben unsere Talente und Gaben, die wir vielleicht aus unserem Vorleben mitgenommen haben, sie sind da. Wir dürfen alles und müssen nichts. Dazu dürfen wir uns nur erinnern. Die Erinnerung kommt, wenn der Fokus sich von außen nach innen wendet.

Wohlverstanden, natürlich ist es sinnvoll, Ausbildungen zu absolvieren. Doch da darf ich die Weisheit haben, als Antrieb mein Herz, meine Talente und Gaben zu befragen. Zu fühlen, ob die Sonne im Herzen aufgeht und ob mich das interessiert. Denn wenn ich begeistert bin, dann ist mein »Können« automatisch am Strahlen, und ich ziehe die Fülle an. Das »Wollen« kann man lernen, doch das »Können« muss man wollen.

Fokussiere dich immer wieder auf diejenigen Dinge, die dich bewegen, auf das, was du wirklich willst. Beginne wieder zu träumen und stärke dich. Immer wieder: Stärke dich!

Lange Zeit habe ich den Fehler begangen, meine Schwächen zu stärken. Das ist nicht der Sinn der Sache. Richtig ist: die Stärken zu stärken.

Dein Alleinstellungsmerkmal

Wer weiß, was er will, ist gesund und glücklich. Doch wie findest du sehr einfach deine richtige Richtung, deine Stärken, deinen inneren Guru? Ich würde dies bei dir in der Energie lesen. Wenn du Zeit hast zu meditieren, geht das auch. Oder du beantwortest dir die Fragen in den drei Kategorien:

Kategorie 1: Was kann ich?
- Was habe ich alles gelernt?
- Welche Ausbildungen habe ich gemacht?
- Was kann ich gut?
- Wo liegt mein Können?

Kategorie 2: Was kann ich richtig gut?
- Was interessiert mich?
- Wobei geht mein Herz auf?

- Welches sind meine Hobbys?
- Was würde ich Tag und Nacht machen wollen?
- Welche freiwilligen Weiterbildungen habe ich gemacht?
- Welche Themen bei Büchern oder Dokumentationen interessieren mich?
- Was ist mein Talent, meine Gabe, mein Flow?

Kategorie 3: Was will ich wirklich?
- Wie kann ich mit den genannten Themen den Menschen helfen?
- Wo gibt es eine Mischung zwischen der Kategorie 1 und 2, bei denen ich einen sinnvollen Nutzen, mit meinem Wissen und meinen Interessen, anbieten kann?

Ergänze diese Liste Tag für Tag.

Du kannst dir alle drei Kategorien auch in drei Kreisen vorstellen. Kategorie 1 auf der rechten Seite, Kategorie 2 links daneben, jedoch leicht überschneidend mit Kategorie 1. Kategorie 3 ist unterhalb der beiden anderen Kategorien, auch leicht überschneidend. In der Mitte gibt es nun eine Schnittmenge, dass ist deine Kernkompetenz. Wenn du darin dein Leben lebst, dann wirst du gesund und glücklich sein.

Hierzu ein Beispiel:

Kategorie 1: Du hast eine Verkaufs- oder Beratungsausbildung absolviert.

Kategorie 2: Im Privatleben kochst du leidenschaftlich gern, das Zubereiten guter Saucen und leckeren Gebäcks haben es dir angetan. Aufgrund deines erlernten Berufes kann ich mir gut vorstellen, dass es dir leichtfällt, Dinge und Inhalte gut zu präsentieren und zu »verkaufen«. Denn das Auge isst mit.

Kategorie 3: Wäre es ein möglicher Wunsch, eine Gaststätte zu eröffnen, um Menschen so zu verwöhnen?

Selbstheilungstipp 24
So findest du den Weg zu deinem inneren Guru.
– Was habe ich gelernt, was ist mein Können?
– Wo ruft mein Herz mir zu, was ist mein Wollen?
– Wie kann daraus ein Nutzen für andere entstehen, was ist mein Sollen?

Kundengeschichte 14
Vom Anwaltsbüro zum Yogastudio

Die nächste Geschichte erzählt davon, wie Selbstheilung folgen kann, wenn man Eigenverantwortung für sein Leben übernimmt. So lohnt es sich immer wieder zu fragen: »Was will ich wirklich?«

Sina, die zu mir in die Praxis kam, übte auf mich eine tiefe und große Strahlkraft aus. Ich fühlte mich plötzlich völlig leicht und frei. Doch nach wenigen Minuten änderte sich das komplett, und Tränen kullerten aus ihren Augen.

Sina: »Ich arbeite zurzeit in einem Anwaltsbüro und bin todunglücklich. Ich suche schon lange einen neuen Job. Kannst du mir sagen, welcher das ist?«

Ich: »Ich kann dir deine Gaben, Talente, Fähigkeiten und was jetzt wichtig ist aus deinem Energiefeld lesen. Doch dir den absolut richtigen Beruf, mit genauen Orts- und Zeitangaben mitzuteilen, nun ja, das kann ich nicht. Wäre das nicht etwas zu einfach? Dazu braucht jeder Mensch ein Gespür für sich selbst und natürlich das Wissen, wo die eigenen Interessen liegen. Ich bin sicher, gemeinsam finden wir das jedoch heraus. Wie bist du denn zu deinem Job im Anwaltsbüro gekommen?«

Sina: »Durch eine Empfehlung von einem Freund bin ich via Informatik in der Buchhaltungsabteilung einer Versicherung gelandet. So bin ich ins Berufsfeld hineingerutscht. Dann dank einem Kollegen ins Anwaltsbüro. Ich verdiene gutes Geld dabei. Das brauche ich für mein Leben und will ich nichts ändern. Doch glücklich war ich im Job nie.«

Gerade das ist der springende Punkt: Oft geben Menschen aufgrund des guten Verdienstes ihren Job nicht auf. Zu stark ist die Abhängigkeit vom Geld geworden und das Verlassen der Komfortzone schwierig. Die Situation von Sina erinnert mich an meine Versicherungszeit. Mehrere Jahre machte ich vor meiner Selbstständigkeit dort nur noch den Job, wegen meiner monatlichen Gage. Damals hörte ich mein Herz nicht mehr und ließ mich vom Materiellen verführen. Auch für Sina bedeutete eine Änderung eine große Herausforderung. Als wir bei ihrem Seelenauftrag ankamen, sagte ich: »Du liebst es, die Leichtigkeit im

Jetzt zu fühlen oder?« Sina: »Ja, klar!« Diese Ausstrahlung und Leichtigkeit hatte ich in der ersten Sekunde, in der sie den Raum betrat, gespürt. Es erfüllte den Raum. Ich bin davon überzeugt, dass sämtliche Mitarbeiter im Anwaltsbüro das genauso fühlten und von Herzen froh waren, wenn sie im Büro erschien. In der Vergangenheit hatte sie, wie gesagt, in der Informatik und in der Buchhaltung gearbeitet; ich bin mir ebenso sicher, dass sie auch dort mit ihrer starken Persönlichkeit dieses Leichtigkeitsgefühl ausgelöst hat. Ich gehe sogar noch weiter und behaupte, dass sie in den Firmen, in denen sie beschäftigt gewesen war, für mehr Arbeitsleistung und mehr Umsatz gesorgt hatte, allein durch ihre aktivierende Strahlkraft und Präsenz.

Bestimmt hast auch du schon erlebt, dass dich ein motivierter Mensch mit seiner positiven Ausstrahlung ansteckte. Als würde jemand eine Emotions-Frequenz für Fröhlichkeit in dir erhöhen. Andererseits ziehen mürrische und stänkernde Mitarbeiter die Stimmung und so die Frequenz herunter. Hier heißt es, Vorsicht walten zu lassen, dies zu erkennen, sich abzugrenzen und fröhlich zu bleiben.

Ich: »Ich denke, du solltest dich vom Beruf im Finanzwesen lösen und auf die Suche nach einem Bereich im beruflichen Leben machen, in dem deine Persönlichkeit in vollen Zügen wahrgenommen werden kann. Was machst du denn gern?«

Es ist von enormer Wichtigkeit, dass die Klienten Eigenverantwortung übernehmen und sich selbstständig auf die Suche machen. Den Seelenauftrag zu wissen, hat nichts mit dem Beruf zu tun, den man im Idealfall ausüben sollte.

Diese Tatsache wird oft verwechselt, und ich werde von einzelnen Klienten gebeten, ihnen einen neuen Beruf zu nennen. Es ist jedoch nicht so, dass eine Seele in diese Welt geboren wird und sagt, sie wolle Buchhalterin oder Gemeindepräsidentin werden. Ich bin davon überzeugt, dass eine Seele auf dieser Welt Erfahrungen machen möchte, und dass Gefühle diese Erfahrungen erst ermöglichen. In der Regel kann der Mensch das positive Gefühl spüren und leben. Es gibt jedoch auch diejenigen, die eher die Kehrseite, das negative Gefühl leben. Sie sind eingeschlossen, eingesperrt, weil sie nicht auf ihr Herz hören. Auch eine Erfahrung. Somit wären wir wieder am Anfang aller Dinge. Wenn wir bloß des Geldes wegen arbeiten gehen und den Luxus nicht aufgeben wollen, sperren wir die Seele weg. In den Großstädten beispielsweise leben viele Menschen, die tagtäglich ihrem Job nachjagen. Und ja, die Unternehmen, in denen sie arbeiten, zahlen möglicherweise gutes Geld. Trotzdem fühlen sie sich frustriert und lustlos, erleben Ärger und Stress, gehen trotz allem jeden Morgen wieder hin, weil sie das Geld brauchen. Wir haben alle einen freien Willen und doch leben diese Menschen in einem Gefängnis. Auszubrechen wird schwierig, weil sie vielleicht teure Anschaffungen gemacht haben und eine hohe Monatsmiete für ihre Wohnung oder ihr Haus bezahlen müssen.

In solchen Fällen ist es nötig, einen Schritt-für-Schritt-Prozess einzuleiten. Es muss erkannt werden, dass man in diesem Kontext eingebunden ist und dass zuallererst ein Budget erstellt werden sollte, aus dem ersichtlich wird, wie das eigene Geld effektiver eingesetzt werden kann. Antworten auf

Fragen wie: »Wie viel nehme ich ein und was gebe ich aus? Was macht mir Freude? Was macht mir Spaß? Worin geht mein Herz auf?« zu finden, ist sehr wichtig. Voraussetzung für diese Schritte ist natürlich der Wille zur Veränderung.

Meine Klientin zum Beispiel hatte ein Feingefühl für die Musik. Ich sah sie eher als Tanz- oder Yogalehrerin, als in der Buchhaltung oder einer Anwaltskanzlei. Solch ein Wechsel gleicht einer unglaublichen Metamorphose, die irgendwann bewusst begonnen werden muss und viel Mut erfordert. Dieser Mut kann nur jeder für sich selbst aufbringen. Wenn jedoch diesbezüglich Blockaden vorhanden sind, bin ich der Richtige dafür, diese Blockaden innerhalb kürzester Zeit zu lösen.

Als ich Sina das Ganze im Gespräch erklärte, sagte sie: »Tanzen oder Yoga? Ja, das wäre genial. Aber damit verdient man doch kein Geld! Sage mir einen anderen Beruf!« Fast nötigte sie mich zu einer konkreten Antwort auf ihre erneute Frage. Ich blieb jedoch konsequent und erklärte ihr erneut: »Diese Frage kannst nur du dir beantworten, nicht ich. Die Frage ist, was du willst. Das eine schließt das andere ja nicht aus. Ich lade dich jedoch herzlich ein, deine Gefühle zu erforschen. Wie kannst du es kombinieren. Fokussiere dich auf das, was du willst, und nicht auf das, was nicht geht.«

Es kommt eher selten vor, dass Kunden auf so beharrliche Art und Weise die Verantwortung auf mich schieben möchten wie bei Sina. In solchen Fällen gebe ich die Verantwortung sogleich wieder zurück: Es ist ihr Leben, nicht meines. Ich kann nur spiegeln, was sie gern fühlen möchte. Das wiederum verstand und bestätigte sie Schritt für Schritt.

Wir Menschen in Europa sind mehr oder weniger frei, können demnach heute und jetzt bewusst Entscheidungen treffen. Wir haben diese Kraft in uns. Wir können uns dafür entscheiden, den Job zu kündigen, ein Auto zu kaufen oder zu verkaufen. Wir sind in der Lage, das eigene Haus oder die Wohnung zu verkaufen. Wir können unsere Kleider verschenken und überhaupt jederzeit verrückte Dinge tun. Das alles mehr oder minder sofort. Wir haben jederzeit die Möglichkeit, etwas Neues zu beginnen, zu meditieren, ein Buch zu schreiben. Oder auf unser Herz zu hören. Heutzutage kann es sich fast jeder leisten, direkt zum Flughafen zu fahren, ein Ticket nach Hawaii zu kaufen (ca. 1300,– CHF) und dorthin zu fliegen. Niemand hält uns fest, außer wir uns selbst. Unser Verstand ist der größte Traumverhinderer. Die winzige Fliege findet den Weg ins ca. 30 cm entfernte Herz nicht.

Sehnsucht bedeutet für mich ein Blick in die richtige Richtung. Wenn man demnach eine gewisse Sehnsucht spürt, sollte man ihr unbedingt nachgehen. Doch der Verstand will schon zehn Kilometer weiter vorn sein. Er will die Kontrolle über dein Leben. Das Leben findet jedoch im Jetzt statt. Das heißt, du musst das Leben zuerst genießen. Nicht nur für die anderen, sondern auch für dich. So kommst du in den absoluten Flow und in die gewünschte Fülle. Diese Fülle kannst du nähren mit Dankbarkeit. So glaube ich, viele Menschen haben verlernt, dankbar zu sein. Im Jahr 2019/2020 sind wir an einem Punkt angelangt, an dem es möglich ist, alles zu haben. Wir leben im Überfluss, wodurch uns hin und wieder das Gefühl der Dankbarkeit verloren geht. Vermutlich bei dir ja nicht, doch bei vielen Menschen da draußen schon.

Zurück zu Sina: Sie verlangte auf der Stelle etwas von mir, ohne vorerst in sich selbst nach einer Antwort zu suchen. Es sind Chancen, das Leben selbstbestimmt zu leben, dankbar zu sein, was ich habe, und für alles, was mir zur Verfügung steht. Daraus kann ich ein Band der Wertschätzung knüpfen. Dieses Band stärkt meine Erfahrung für die Zukunft.

»Sina, darf ich dir sagen, wie du im Denken und Fühlen funktionierst?« Sie blickte mich erstaunt an. »Ja, natürlich.« Ich: »Du bist ein wundervoller und herzlicher Mensch, der alles spürt und berühren muss, anderen hilft, um dann wiederum zu fühlen, ob du mit deiner Strahlkraft im Gegenüber die Leichtigkeit auslösen kannst.«

Mit dieser Aussage hatte sie den Schlüssel, den *Magic Key* erhalten. Die passende Tür zum Schlüssel musste sie selbst öffnen, um Glück zu erfahren. Wenn der Verstand ihr jedoch einreden würde, sie müsse viel Geld verdienen, unzufrieden und traurig bleiben, würde sie von ihrem Verstand blockiert. Um an diesem Thema dranbleiben zu können, lösten wir diverse Blockaden und gaben ihr dazu gute Übungen für zu Hause mit.

Ein halbes Jahr später – manchmal braucht etwas seine Zeit – erkannte sie »ihre Tür«, besuchte Abendkurse in Yoga und ließ sich erneut von mir coachen. Dabei lösten wir einen Schritt-für-Schritt-Prozess aus, indem wir noch einmal Blockaden lösten und einen sanften Übergang einleiteten. Sina zog in eine kleinere Wohnung, reduzierte auf diese Weise enorm ihre monatliche Miete, sodass sie ihr Arbeitspensum im Anwaltsbüro reduzieren konnte. Außerdem hatte sie den Mut, ihr Erspartes in eine Ausbildung zur Yogalehrerin zu investieren, und erstellte sich ein Budget. Daraus resultierte, dass sie in einem eigenen Yogastudio ein halbes Jahr lang finanziell überleben könnte, selbst dann, wenn kein einziger Klient ins Studio käme. Dieser Schritt-für-Schritt-Prozess brauchte natürlich seine Zeit, und so baute sie sich nach und nach etwas Eigenes auf.

Heute ist ihr Arbeitsverhältnis etwa 50:50. Die Teilzeittätigkeit im Anwaltsbüro bietet ihr nach wie vor eine sichere Einnahmequelle. Durch die reduzierte Arbeit im Büro ist der Ärger im Alltag geringer, sodass sie mit großer Leichtigkeit und Glücksgefühlen ihren zweiten Beruf, den der Yogalehrerin im eigenen Studio, leben kann.

Grundsätzlich könnte sie ihren Magic-Key-Satz auch am Supermarkt an der Kasse leben. Doch das stand nicht auf ihrer Wunschliste. Sie vermischte es mit den Punkten: »Was kann ich, was will ich und wie kann ich den Menschen helfen?« Wundervolle Selbstheilung.

Herzmeditation mit deinem gespiegelten Ich

Um deine Gesundheit zu fördern, möchte ich dir gern eine wundervolle, einfache und wirkungsvolle Übung mitgeben. (Stöbere dazu auch ruhig mal auf meiner Website.) Lies sie gut durch und wiederhole sie in Gedanken.

Natürlich sind beim Lesen und Üben zugleich die Augen geöffnet. Sobald du jedoch ohne Hilfe des Textes üben kannst, schließe bitte deine Augen. Du wirst dich nun energetisch komplett mit Liebe füllen.

Das Herzchakra befindet sich in der Mitte des Körpers auf Höhe des Herzens. Lege beide Hände darauf, wobei es keine Rolle spielt, welche Hand deinen Körper berührt. Schließe die Augen, nimm einen tiefen Atemzug, entspanne dich und stelle dir vor, wie von der Stelle, auf der deine Hände liegen, Wärme in deinen Körper fließt. Die Wärme, die du unter deiner Handfläche spürst, wird immer intensiver und du kannst fühlen, wie sie sich im Körper auszudehnen beginnt. Unter deinen Händen ist eine Quelle, aus der unglaublich viel Liebe in dich hineinströmt. Aus dem Herzchakra senden wir die reinste Form der Liebe aus. Diese Reinheit der Liebe lässt du in dich selbst strömen und erlaubst ihr, sich in deinem ganzen Körper auszudehnen. Sie strahlt in Form einer rosa Wolke in dich aus, zuerst in den Brustbereich, dann Schulter-Nacken-Bereich, weiter zum Kopf, in die Arme, den gesamten Bauchraum, deine Hüften und schließlich in deine Beine. Nimm dir die Zeit, die du benötigst.

Sobald du fühlen kannst, dass du voll und ganz mit Liebe ausgefüllt bist, darfst du dich in Gedanken als Spiegelbild deiner Selbst vor dich hinsetzen. In Gedanken betrachtest du dein eigenes Ich, ebenfalls energetisch mit Liebe ausgefüllt, das dir gegenübersitzt, eine Kopie deiner Selbst, mit derselben Körperhaltung, die Hände in derselben Position. Wenn du dich rühren würdest, würde sich dein Gegenüber synchron mit dir bewegen. Du siehst, wie bei deinem gespiegelten Ich, oberhalb des Kopfes, am Kronenchakra, sich eine Verbindung nach Außen, zur Quelle ergeben hat. Von da sprudelt es plötzlich reine bedingungslose Liebe und Heilung in dein gespiegeltes Ich hinein. Du realisierst, dass dies bei dir selbst auch geschehen ist. Lass nun die Hände nach unten gleiten, das passiert bei deinem gespiegelten Ich ebenfalls zeitgleich. Im selben Moment fühlst du, wie aus deinem Herzchakra die Liebe zu deinem gespiegelten Ich wie aus einem Wasserfall in dessen Herzchakra hinübersprudelt. Du kannst fühlen, wie die Energie bei dir selbst abfließt, um in dein gespiegeltes Ich hineinfließen zu können. Es ist ein Geben und Nehmen, denn auch aus deinem Spiegelbild fließt Energie direkt in dich hinein und füllt dich gleichzeitig wieder auf. Beobachte nun die Szene und schau dabei zu, wie sich die Energien zwischen den beiden Körpern im Wechselspiel ausgleichen und von oben immer wieder auffüllen und ausfüllen. Abfließen, auffüllen. Spüre nach, wo Energie abfließt und an welchen Ort im Körper sie wieder zufließt. Wundervoll, wie du alles sehen, hören oder fühlen kannst.

Im nächsten Schritt erlaubst du dir, dich in totaler Liebe an deinen Körper zu wenden. Bedanke dich bei ihm für seine wunderbare Arbeit, die er täglich für dich erledigt. Nimm ihn in Gedanken in die Arme, gib ihm so viel wie möglich von dieser sprudelnden Liebesenergie und spüre, wie sie jede einzelne Zelle in deinem Körper durchflutet. Lass dir die Zeit, die du benötigst.

Sobald du bereit bist, wendest du dich deinen Knochen, Muskeln und Sehnen zu. Bedanke dich auch bei ihnen für die Stabilität, den Halt und für die Flexibilität. Sie tun täglich ihr Bestes und so dürfen sie deine Dankbarkeit dafür spüren, dass alles so wunderbar funktioniert. Fühle deren Stärke.

Wenn du so weit bist, richtest du deine Aufmerksamkeit auf deine Organe. Beginne beim Herzen, vielleicht siehst du es, vielleicht fühlst du es. Sprich mit deinem Herzen, bedanke dich für sein unendliches Schlagen. Dafür, dass es Tag für Tag dein Blut durch die Arterien und Venen pulsieren lässt. Als Nächstes gleitest du in Gedanken durch deinen Körper. Gehe von einem Organ zum anderen und bedanke dich bei jedem einzelnen wie bei einem Kind, dem deine lieben und sanften Worte guttun. Tauche bei jedem Organ tief in das Gefühl der Dankbarkeit für die Aufgaben, die es erfüllt, ein.

Wende dich nun mit deiner Aufmerksamkeit deinen Blut- und Nervenbahnen zu. Sag ihnen, wie froh und dankbar du dafür bist, dass alles so reibungslos geschieht. Du füllst alle Bahnen mit Liebe auf und erlaubst dir, in die absolute Dankbarkeit und Liebe hineinzugehen.

Lege deine Hände wieder auf dein Herzchakra und schließe den »Energiedeckel«. Nimm dir die Zeit, die du brauchst. Komme dann, ganz in deinem eigenen Tempo, zurück ins Hier und Jetzt. Verankere das soeben Erlebte und Gefühlte. Bedanke dich zum Schluss bei deinem gespiegelten Ich, nimm einen tiefen Atemzug und öffne langsam wieder die Augen.

Selbstheilungstipp 25
Mich mit Liebe in der Meditation zu füllen, füllt meine Heilung von Tag zu Tag. Das Leben ist schön, und ich bin vollkommen gesund. Jede Zelle in und an mir ist zu 100 % gesund. Ich liebe das Leben und das Leben liebt mich. Ich bin vollkommen in der Fülle und in der Liebe. Ich liebe mich.

Alles reagiert auf uns, das Leben ist ein reines Spiegelbild

Als ich neulich mit dem Auto unterwegs war, saßen meine Tochter und ein paar ihrer Schulkameraden mit darin. Sie sprachen über ihren Lehrer, und ich fand es spannend, diesem Gespräch zu lauschen. Jedes der Kinder hatte eine andere Meinung über einen Lehrer: Eines beschrieb diesen Menschen als herzlich, ein anderes als streng und böse. So können Wahrnehmungen unterschiedlich sein. Nach einer Weile kamen die Kinder auf ihre Eltern zu sprechen. Eines, 12 Jahre alt, erzählte wortgewandt, wie sein Vater beim Autofahren manchmal wild fluchen würde. Als wir kurz darauf im Stau standen, fluchte es, was das Zeug hielt. Das Verhalten dieses Kindes widerspiegelte dasjenige seiner Eltern oder zumindest eines Elternteiles. Auf dem Spielplatz finde ich es unterhaltsam, den Kindern zuzuschauen und ihnen zu lauschen, oft hört man die Eltern heraus. Wie also erziehen wir unsere Kinder?

Die Frage der Wahrnehmung anderer in Bezug auf meine eigenen Kinder habe ich mir natürlich auch schon gestellt. Mein Gefühl sagt mir, dass sie sich in einem guten Gleichgewicht befinden. Wir hören zu Hause gerne sehr sanfte Musik, die sich über die Chakren im Unterbewusstsein verankert. Sie ist meditativ und beruhigend. Außerdem pflegen wir eine »Drinnen- und eine Draußensprache«. Wenn wir zu Hause in der »Drinnensprache« reden, ist es leise und ruhig, draußen darf es dann auch emotional und laut werden. Allerdings ist es so, dass wir mittlerweile auch außer Haus die »Drinnensprache« benutzen und die andere Form der Sprache nicht brauchen. Im Vergleich mit anderen Familien, bei denen auch mal Unruhe zum Vorschein kommt, sind wir demnach eine eher ruhige Familie.

Das Gesetz der Entsprechung – gute Gefühle spiegeln sich im Außen

Die Absicht des Lieben oder des Bösen, du kannst das Große im Kleinen und das Kleine im Großen erkennen. So wie du innerlich bist, erlebst du auch deine Außenwelt. So wie du in den Wald hineinrufst, schallt es zurück. Die von dir erlebte Außenwelt entspricht immer dem, was du selbst innerlich bist. Dass das für Verstandesmenschen schwer zu verstehen ist, ist schnell klar, denn wer will den inneren Ärger im Außen sehen. Die Außenwelt ist also immer dein Spiegelbild. Wenn du dich im Inneren veränderst, wird sich zwangsläufig auch die Welt für dich ändern. Ebenso, wenn sich die Welt ändert, wirst auch du dich verändern. Bist du also in Harmonie mit dir selbst, bist du gleichermaßen in Harmonie mit der Außenwelt. Das so bewusst zu leben, heißt achtsam mit den eigenen Gedanken und Gefühlen umzugehen. Ruhige Herzensmenschen werden es hier leicht haben.

Die Schwingungen deiner Emotionen haben eine Wirkung im Außen. Aus diesem Grund geht es Pflanzen bei fröhlichen und heiteren Menschen besser, wobei wiederum Pflanzen bei depressiven und unglücklichen Menschen schneller verwelken. Diese Emotionswellen enden nicht. Sie sind immer da und nähren dein Resonanzfeld. Jedes individuelle Bewusstsein ist Teil des kollektiven Bewusstseins und das kollektive Bewusstsein ist Teil jedes individuellen Bewusstseins.

Wenn du gestresst bist, wird dir das Außen Gründe und Situationen servieren, damit du gestresst sein musst. Wenn du innerlich ruhig und liebevoll bist, wird dir das Außen den ruhigen und liebevollen Flow präsentieren. Plötzlich schmiegt sich alles sehr einfach zusammen. Das Gefühl der Dankbarkeit kann ich dir an dieser Stelle sehr empfehlen zu fühlen, denn so wird sich das Außen dir in Dankbarkeit zeigen.

So kannst du das gezielt nutzen: Meine Mutter sagte oft zu mir: Behandle die Menschen immer so, wie du behandelt werden willst. Ein lieber Coach meinte zu mir: Zusätzlich zur sanften Führung sage ich meinen Mitarbeitern gerne, was sie gut gemacht haben. Ich sehe meine Mitarbeiter so, wie ich sie haben möchte, denn dann werden sie zwangsweise so, wie ich sie haben möchte. Ich gebe ihnen meine Schwingung vor, damit sie sich meiner Schwingung anpassen. So vertraue und glaube ich an meine Mannschaft.

Das Gesetz des Rhythmus

Alles im Leben erlebt einen Aufschwung, jedoch auch einen Abschwung. Alles was entsteht, ist auch vergänglich. Es gibt gute Zeiten sowie schlechte Zeiten. Jedes Glück, das entsteht, beinhaltet auch potenzielles Leid, das daraufhin folgen wird. Jemand, der sehr glücklich über eine Partnerschaft ist, wird irgendwann das Leid erfahren, wenn der Partner nicht mehr da ist. Sei es durch Trennung oder Tod. Das Auf und Ab ist ein völlig natürlicher Vorgang. Wer das annehmen und akzeptieren kann, erlebt ein Leben ohne Verletzung aus dem Außen, denn es ist ein Naturgesetz. Wer einem gesunden Rhythmus folgt, kann das Auf und Ab in einen erträglichen und gesunden Kontext bringen und erkennt das Wachstum darin. Wer versteht, dass auf gute Zeiten schlechte Zeiten folgen, dass auf leichte Tage schwere Tage kommen, und diese Gegebenheiten akzeptiert, wird in den schweren Situationen nie einen Gedankenumschwung erleben. Der Rhythmus wird dann nur geringe Auswirkungen auf die Manifestierung deiner Ziele und dein Leben bekommen.

In der Schule lernen wir, dass unser Leben unten beginnt und linear nach oben geht. Nur wer erfolgreich ist, kommt oben an. Britische Forscher haben herausgefunden, dass das Leben immer eine Sinuskurve ist. Mal geht es hinauf, mal geht es herunter. Meine Mutter sagte mir das schon als Kind. Die gemachten Erfahrungen braucht es zur Lebensentwicklung für dein persönliches Wachstum. Das macht Sinn für dein Leben und braucht es für dein »Da sein« auf der Erde. Nur in deinem Körper kannst du diese Erfahrungen machen. In den Sinuskurven gibt es somit ein nach oben und ein nach unten. Ganz unten kannst du dir ein Trampolin vorstellen. Wenn es also gerade nicht so rund läuft, sei froh darüber, denn es ist nur einen Anlauf holen, um mit dem Trampolinsprung wieder nach oben zu kommen. Wer dieses Gesetz nicht versteht, wird sich oft von seinen eigenen Emotionen verführen und leiten lassen und glaubt, dass sie sich negativ auf das Leben auswirken. Du weißt es nun besser.

Ich weiß aus eigener Erfahrung, wer den Wechsel des Lebens erkennt und sich darauf einstellt, kann Vorsorge treffen, langfristig planen, einen Rhythmus zwischen Aktivität und Passivität, Ruhe und Anstrengungen, Anhäufen und Loslassen bewusst steuern. Gehe bewusst mit der Tatsache um, dass Auf- und Niedergang, Ein- und Ausatmen, Auf- und Abbau zum Leben dazugehören und nicht allein auf persönliches Versagen zurückzuführen sind. Wir sollten das Verblühen einer Blume nie persönlich nehmen, es gehört wie der Atem zum Leben. Bewusst mit diesen Rhythmen umzugehen heißt, vorausschauend zu denken, vorausschauend zu handeln und so in der Demut der Vollkommenheit in der Balance zu sein.

Aus dem feinstofflichen Bereich heraus betrachtet verschwindet nichts wirklich. Das Sichtbare transformiert ins Unsichtbare und bleibt immer da.

Nutze für deine Selbstheilung Heilfrequenzen

Alles schwingt, immer. Angst, Wut, Hass sind negative Emotionen und fühlen sich deutlich anders an als positive Emotionen wie Liebe, Freude oder Dankbarkeit. Negative Gedanken erzeugen Hitze, Verspannungen und machen den Körper langfristig gesehen krank. Positive Gedanken machen uns leicht, locker und gesund. Diese Emotionen steuern wir über unser Herz und über unser Hirn.

Doch welche Frequenzen und Wellen sind für die Heilung? Kann man diese womöglich sehen, hören oder spüren? Lass uns hier in das geheime Wissen eintauchen. Ich habe viel dazu recherchiert. Du wirst erstaunt sein.

Elektromagnetische Wellen

Ein Frequenzband bezeichnet Frequenzbereiche, also Teilbereiche des elektromagnetischen Spektrums der zur technischen Kommunikation verwendeten elektromagnetischen Wellen. Dass dieses über all die Jahre Aufteilungen nach Frequenz, Wellenlänge oder Nutzung braucht, ist üblich geworden. International sind verschiedene Bezeichnungen der Frequenzbänder in Gebrauch, deren Grenzen oft willkürlich nach dem aktuellen Erkenntnisstand in der Hochfrequenzphysik festgelegt wurden. Alle Wellenlängen zusammen bezeichnet man als elektromagnetisches Spektrum, den sichtbaren Teil als Lichtspektrum.

Die dir bekannten Radiowellen wie Langwelle (LW), Mittelwelle (MW), Kurzwelle (KW) und Ultrakurzwelle (UKW) finden wir zwischen 30 Kilohertz (kHz) und 300 Megahertz (MHz). Diese kannst du natürlich nur mit einem Funkgerät oder Radio hören. Mikrowellen finden wir von 300 MHz bis 300 Gigahertz (GHz) (0,3 THz). Röntgenstrahlen zwischen 30 Petahertz (PHz) und 30 EHz. Gammastrahlen (Radioaktivität) bei 30 Exahertz (EHz)

Das sichtbare Licht sind ebenfalls Wellen. Die sichtbaren Wellenlängen liegen zwischen 780 und 380 nm (Nanometer). Ist das Licht höher oder tiefer als diese Wellenlängen, dann sind diese Strahlungen für uns nicht mehr sichtbar und wir sprechen von Ultraviolett oder Infrarot.

Das sichtbare Licht mit dem uns bekannten Farbspektrum findet im Frequenzbereich 385–750 Terahertz (THz) statt. Das heißt, eine Billion Schwingungen/Vorgänge pro Sekunde.

Hören der Frequenzen

Wir Menschen hören mit den Ohren im Frequenzbereich von Schall. Die tiefste Frequenz liegt etwa zwischen 16 bis 21 Hertz. Die höchste hörbare Frequenz zwischen 16 000 bis 19 000 Hertz. Zwischen 2000 und 5000 Hertz hört der Mensch am besten.

Ein Beispiel: Wenn du auf einem Klavier den Kammerton A anschlägst, dann vibriert die Saite 440 × pro Sekunde. Also hat dieser Ton die Frequenz 440 Hertz. Natürlich gibt es auch Geräusche außerhalb unseres Hörspektrums. Hier gilt: Nur weil wir es nicht hören, heißt das nicht, dass es nicht da ist. Manche Tiere hören im Ultraschall- Bereich. Hunde bis ca. 50000 Hz, Igel bis ca. 60 000 Hz, Katzen bis ca. 65 000 Hz, Fledermäuse bis ca. 120 000 Hz und Delfine bis ca. 1500 00 Hz.

Interessant ist, es gibt Menschen, denen hören wir einfach gern zu. Bei anderen quält es uns in den Ohren. Allein der Klang der Stimme löst in uns somit Heilung, Zuversicht, Ruhe oder Harmonie aus, wenn wir sie mögen. Wundervoll kann man das bei den Musik-Castingshows im TV sehen. Bei *The Voice Kids*, in der Kinder im Alter von 8 bis 14 Jahren ihr Bestes geben, gibt es immer wieder Kindertalente, die dich mit ihren einzigartigen Stimmen tief im Herzen berühren. So auch bei *America's Got Talent*. Diese TV-Show zeigt neben vielen Talenten auch sehr talentierte Sänger/Innen. Die besten Sendungen findest du auf YouTube. Dabei habe ich den Sänger ›Gennady Tkachenko‹ entdeckt. Mit seinem sehr speziellen Song *Sound of the Nature* löst er im Herzen ein Gefühl aus, als hättest du plötzlich einen Einblick in dein Seelenleben, deine Daseinsberechtigung, die Verbindung mit der Natur und dem göttlichen Funken in dir. Hör da mal rein, es lohnt sich. Welche Sänger/Innen berühren dich im Herzen?

Spüren der Frequenzen

Ich persönlich spüre sehr viel. Um besser schlafen zu können, schalten wir alle WLANs in der Nacht aus. So können unsere Körperzellen ihr volles Regenerationsprogramm aktivieren. WLAN, Bluetooth, TV und andere wie Mikrowellenherde und die aktuellen Handyfrequenzen (bis 4 G) sind den Dezimeterwellen im UHF-Frequenzband (Ultra High Frequency) zwischen 0,3 bis 3 GHz zugeteilt. Das umstrittene 5 G s oll in den Frequenzen 1,9 bis 3,7 G Hz (bzw. 1900 bis 3700 MHz) senden. Es gibt schon heute WLAN und Wireless in den Frequenzen 3 bis 300 GHz. Doch die haben eine geringere Sendeleistung.

Dein Handy sollte, wenn möglich, nicht am Körper getragen werden und in der Nacht niemals in deiner Aura liegen. Die Aura ist dein Energiefeld um deinen Körper und hat locker zwei bis drei Meter Umfang. Warum? Es kann deine gesunden Körperzellen stören und instabil machen. Die Folgen wären Müdigkeit und Schädigung der Zellen. Flugmodus ist angesagt. Noch besser: Ausschalten oder in ein anderes Zimmer legen!

Wissenschaftlicher Aspekt: Heilung dank Frequenzen und Musik

Eine Frequenz wird immer in Hertz (Hz) angegeben und beschreibt, wie viele Schwingungen pro Sekunde ein Ton auslöst. Das habe ich bereits gesagt. Klang und Frequenzen bewegen uns. So können sie für Waffen oder für die Heilung genutzt werden.

In der antiken Zeit wurden geometrische Muster durch spezielle Frequenzen erstellt. Das kennt man heute unter dem Begriff »Cymatics«. Cymatics ist das Studieren von Wellen und Klang. Es ist also die Wissenschaft, die den Klang sichtbar macht. Wie das geht? Lege Sand auf eine Fibrationsplatte und lass diese in unterschiedlichen Frequenzen schwingen. Der Sand auf der Platte (oder einem Lautsprecher) nimmt unglaubliche geniale Figuren an. Frequenzen werden so sichtbar. Google das mal, es lohnt sich. Auch hier gibt es Frequenzen, die wir positiv oder negativ einsetzen können. Es gibt Frequenzen, bei denen du besser lernen kannst. Andere wiederum, bei denen du dich vielleicht eher unwohl fühlst. Tiefe Töne haben negative Auswirkungen auf die Gesundheit. Viele Menschen berichteten von grundlosem Unwohlsein, Schlaflosigkeit, Ohrendruck, Übelkeit, bei denen man später eine Lärmquelle fand, die einen tief frequenten Schall erzeugte, den man nicht bewusst wahrgenommen hatte oder einordnen konnte.

Die Philipps-Universität in Marburg ging der ›Selbstheilung mit Musik‹ geschichtlich auf den Grund. Selbstheilung mit Musik ist uralt.

»Nada Brahma« – die Welt ist Klang: Das steht schon in den jahrtausendealten indischen Veden. Das sind die ältesten heiligen Texte Indiens, etwa im 3–5. Jahrtausend vor Christus entstanden. Sie enthalten auch Hymnen und medizinische Texte. Heute wissen wir dank der modernen Physik, dass der Kosmos schwingt, der Makrokosmos und der Mikrokosmos, die Sterne und jede einzelne Körperzelle und auch die Atome in anorganischen Materialien, alles ist Schwingung und Bewegung.

Ein Leben ohne Musik gibt es nicht. Musik in der angewandten Medizin ist das älteste Therapeutikum überhaupt. Bereits vor 4000 Jahren wurde Musik durch ägyptische Priester und Assyrer zur medizinischen Heilbehandlung erfolgreich eingesetzt. Auch im asiatischen Gebiet wird seit mehreren Tausend Jahren die Musiktherapie zur Heilung von akuten und chronischen Erkrankungen genutzt. Besonders die typisch chinesische Musik hat hierbei einen hohen Stellenwert. Die Ursprünge reichen noch weiter in die Vergangenheit zurück. In Griechenland wurde im 6. vorchristlichen Jahrhundert der Heilgesang durch Pythagoras angewendet. Im Mittelalter war bei den Medizinern Musik sogar ein Pflichtfach im Studium der sieben Künste.

Pythagoras (570 v. Chr.) verwendet Lieder gegen körperliche Leiden, »zum Vergessen der Trauer und zum Stillen des Zorns, zu wieder Austilgung von Leidenschaft«, die man heute »Affekte« nennt. Er stellte fest, dass die Musik dieselben mathematischen Gesetze hat wie auch die von ihm begründete Mathematik.

Selbst in den Tempelkrankenhäusern von Pergamon und Epidauros wurde Musik gespielt. Die griechischen Gelehrten fanden auch heraus, dass dem Kosmos sowie der Mathematik und der Musik dieselben Gesetze zugrunde liegen.

Seit Jahrtausenden werden, vor allem im fernen Osten, Klänge von Instrumenten zur Bewusstwerdung eingesetzt: Klangschalen oder Hörner in Tibet, Gongs in Malaysia, die Sitar in Indien, die Ut und Ney in Zentralasien, Glocken und Orgeln bei uns oder Trommeln in Afrika. Gerade ethnomusikalische Trommeln werden häufig zur Tranceinduktion eingesetzt und auch in der modernen Medizin genutzt, um transpersonale Zustände hervorzurufen. Schamanen gibt es in verschiedenen Gegenden der Welt, ebenso wie Heilrituale mit Rhythmus und Klang. Vor 5000 Jahren beruhte auch in Indien die vedische Heilkunst auf der Wirkung von Klängen.

Der Physiker Keppler (1571–1630) entdeckte, dass es ohne die Harmoniegesetze kein geordnetes, dynamisches und sich bewegendes Sternensystem gäbe. Diesen Gesetzen unterliegen somit nicht nur die Sinneseindrücke und die seelischen Empfindungen, sondern auch der gesamte Kosmos. Hermes Trismegistos formulierte »wie oben – so unten«. In der Bibel heißt es sehr ähnlich: »Wie im Himmel – so auf Erden.«

In der arabischen Welt des Mittelalters wurden Musiker von Ärzten zur heilenden Tätigkeit beschäftigt. Bereits 1650 schrieb der Leibarzt des portugiesischen Königs: »Wir wissen aus täglichen Erfahrungen, dass die Reichen und Vornehmen, wenn sie krank sind, Musiker bei sich haben.«

Der Marburger Chronobiologe Professor Gunther Hildebrandt (1924–1999) bezeichnete den menschlichen Organismus als »Musik-Physiologie«, weil den Körperfunktionen und Biorhythmen die gleichen Harmoniegesetze zugrunde liegen wie der Musik. Er postulierte, »dass die Gesundheit des Menschen immer dort gestört ist, wo die natürliche harmonikale Ordnung des biologischen Systems Mensch durcheinandergerät.« (Quelle: Bertelmann, 2009)

Unser Körper ist also Teil eines großen Schwingungssystems, das dem Kosmos und allem Lebendigen mit denselben Gesetzmäßigkeiten zugrunde liegt. Der Körper ist quasi ein musikalisches Instrument. Jeder schwingt mit seiner eigenen Persönlichkeit in seiner eigenen gesunden Schwingung. Durch Stress, Unfall oder Krankheit wird das Instrument Körper verstimmt, die Biorhythmen und das Herzfeld gelangen durcheinander. Ein Zusammenbruch der Rhythmen bedeutet Chaos der Zelle, Disharmonie führt zu Krankheit, Blockaden und Schmerzen. Der Mensch ist nicht mehr im Gleichklang und Einklang mit sich und dem Leben, er ist »verstimmt«.

Nach einer weitestgehenden Trennung von Musik und Medizin in den folgenden Jahrhunderten rckte die Musik erst wieder zum Beginn des zwanzigsten Jahrhunderts in das Interesse der Medizin. Erstmalig wurde nun auch versucht, eine wissenschaftliche Evidenz für die heilende Wirkung der Musik darzulegen. In den letzten Jahren wurden viele Studien in etlichen Fachgebieten und bezüglich der unterschiedlichsten Fragestellungen durchgeführt, in denen sich fast ausnahmslos der positive Effekt von Musik auf Krankheit und Heilung darstellen ließ, egal bei welcher Therapiemaßnahme. Musik im Wartezimmer hat somit bereits einen Einfluss auf den Arzt- oder Therapeutentermin.

Besonders in den Blickpunkt war die Musik zur Heilung von chronischen Schmerzen gelangt. Auch endogene

Depressionen, Schizophrenie und Alzheimer-Krankheit wurden durch eine abgestimmte Musiktherapie behandelt, und es zeigten sich sogar positive Einflüsse auf Pulsverhalten und Blutdruckwerte, um nur einige wenige Anwendungsgebiete zu nennen.

Gute Stimmung lässt sich mit Musik leicht verbreiten. Auch unangenehme Stille kann mit leiser harmonischer Musik gut beruhigt werden. Aus diesem Grund läuft bei meinen Seminaren immer gezielt Musik.

Es zeigt sich somit eine außergewöhnlich breite und hilfreiche bis heilsame Wirkung von Musik bei zahlreichen physischen und psychischen Erkrankungen. Zudem ist die Musiktherapie leicht anwendbar, problemlos mit anderen Behandlungen kombinierbar und weist nur geringe Kosten auf.

Ich persönlich habe mit ca. 25 Jahren die Kompositionen von Dr. Arnd Stein entdeckt. So meditierte ich jahrelang zu seinem Ruhepuls-Rhythmus (»PulsTakt 60«) mit Suggestionstechnik.

Welche Bedeutung haben Musik und das Musikhören für den Menschen? Hören ist ein integraler körperlicher geistiger Vorgang. Man hört nicht nur mit den Ohren, sondern mit dem ganzen Körper. Hören funktioniert auch über die Knochenleitung des Schädels, selbst über die Haut werden die Schwingungen der Musik aufgenommen. Das spürt man deutlich bei einer Klangschalen-Meditation. Wir schwingen in Resonanz mit den Tönen, die nach ihrem Charakter anregend oder beruhigend wirken können. Gewisse Klänge können sogar aggressiv oder krank machen, andere Klänge machen uns zum Glück glücklich und gesund. Wenn also eine Mutter ihr weinendes Kind in den Arm nimmt und singt, beruhigt sich das Kind sofort.

Musik war also bereits vor der Erfindung der elektronischen Musikinstrumente wie Radio, LP, Kassette, CD, mp3 usw. etwas ganz Besonderes. Heute sind wir uns dieser Tatsache nicht mehr so bewusst. Wir lassen uns zu oft sehr gedankenlos berieseln.

Fassen wir zusammen

Jeder Körper besitzt eine Eigenfrequenz. Wird er mit dieser angeregt, so beginnt er zu schwingen. Dieses Prinzip wird Resonanz genannt. Rhythmus und Klänge berühren dein Seelenleben und das jedes Menschen und wirken auf die Resonanz und die Dynamik in deinem Erleben. Empathische Menschen können sich auf viele Frequenzen einstimmen und fühlen darum sehr viel mehr. Alles ist Energie und schwingt in Resonanzen. Unsere Gedanken und das Außen beeinflussen uns immer und jederzeit! Du hast so die Kontrolle, es gezielt anzupassen, dass es dir gut geht.

Legt man eine Schwingung an einen Resonanzkörper (z. B. Hohlkörper der Gitarre) an, so schwingt dieser mit und verstärkt sie. In der Aurachirurgie kann ich so gezielt 432 Hertz Heilfrequenz auf einen Körper übertragen. Gute und emphatische Energie-Coaches können sich sehr schnell und punktgenau auf die Resonanz eines Klienten einstimmen und somit Selbstheilung anstoßen.

Die Übertragung von Resonanzen kannst du einfach selbst testen: Nimm zwei Stimmgabeln der gleichen Frequenz. Schlage die eine Stimmgabel an. Die zweite Stimmgabel geht sofort über den Schall in Resonanz. Die Hochschule Heilbronn hat ein Schallexperiment mit einem Weinglas gemacht. Du kannst das auf YouTube (*Physik muss knallen*) nachschauen. Dabei wurde das Weinglas mit der gleichen Frequenz beschallt, aus der das Glas ist. Die Schwingung verstärkte sich so lange, bis das Glas zersprang. Die HS Heilbronn spricht da von einer Resonanzkatastrophe, denn das geht auch mit richtig großen Objekten wie einer Brücke oder Häusern. In der Natur gibt es natürlich durch Winde und Erdbeben richtig große Resonanzen und Schallwellen.

Schwingung überträgt sich somit klar auch über die Luft. Die richtige Frequenz heilt, wie erwähnt, deine Zellen. Damit ist auch mentale Aurachirurgie erklärbar. Der Therapeut muss dazu jedoch selbst in eine Mini-Trance »fallen« und sich auf seinen Klienten einstimmen.

Kommen wir nach so viel Wissen zu meinen Lieblingsfrequenzen.

7,83 Hz – Die Grundfrequenz der Erde

Wenn ich in den Ferien am Meer sitze und dem Wellengang des Meeres lausche, dann ist das für mich Balsam für die Seele und Magie für Körper, Geist und Seele. Ich verschmelze förmlich darin. Auch wenn ich in einem Wald bin und den Vögeln lausche, spüre ich, wie meine Zellen sich regenerieren. Für mich sind das Momente, in denen ich mit dem Leben verschmelze, um mich aus dem tiefsten Inneren zu regenerieren, zu stabilisieren und mit der Frequenz der Natur zu verbinden. In solchen Momenten habe ich das Gefühl, Selbstheilung ist deutlich spürbar.

Bei der Grundfrequenz der Erde, die nach dem Physiker Winfried Otto Schumann benannt ist, handelt es sich um bestimmte Frequenzen, die entlang des Umfangs der Erde Wellen produzieren. Es ist sozusagen ein Schwingungsmuster mit dem die Erde pulsiert. Man nennt es die Grundfrequenz der Erde, die bei 7,83 Hertz liegt.

Das Phänomen wurde 1952 von Winfried Otto Schumann und Herbert L. König entdeckt und 1960 experimentell untersucht. Bereits früher war die Existenz derartiger Resonanzen erwähnt worden, so zum Beispiel von Nikola Tesla, ohne dass er sie systematisch einzuordnen vermochte.

Was bedeutet diese Frequenz für uns Menschen? In unzähligen Studien und Untersuchungen wurde nachgewiesen, dass die Schumann-Resonanz einen großen Einfluss auf jede Person ausübt. Diese Frequenz ist wie eine Stimmgabel für das Leben, es gleicht dem Herzschlag der Erde. Sie wird direkt von der Zirbeldrüse empfangen und steuert alle Rhythmen, die in unserem Körper ablaufen. Man könnte also sagen, dass sie einen Taktgeber für unser Gehirn darstellt. Im alten Indien wurde sie als AM bzw. die Verkörperung reinen Klangs bezeichnet.

Zudem soll die Schumann-Resonanz das limbische System ansprechen, ein Hirnareal, das für Gefühle zuständig ist. Personen, die der Frequenz künstlich ausgesetzt waren, konnten erstaunliche Veränderungen bei ihrer psychischen Verfassung erzielen. Der Körper verbindet sich hierbei unmittelbar mit dem elektrostatischen Feld der Erde, wodurch man ein intensives Gefühl von Harmonie und Wohlbefinden spürt, eher Motivation entwickelt und Schlafprobleme beseitigen kann. Zusätzlich ist es möglich, körperlich positive Ergebnisse zu erzielen, wenn man durch die Frequenz zu mehr Gesundheit gelangen kann. Forschungen an kranken Menschen, die der Frequenz stark ausgesetzt waren, ergaben, dass die kranken Zellen anfingen, eine Verbindung mit gesunden Zellen aufzubauen. Es ist also möglich, durch die Schumann-Wellen positive Ergebnisse auf körperlicher sowie geistiger Ebene zu erzielen.

Welchen Wert die Schumann-Frequenz für uns tatsächlich hat, zeigt sich deutlich bei Astronauten, die die Erde verlassen und der Frequenz dadurch nicht mehr ausgesetzt sind. Diese hatten nach einiger Zeit Beschwerden wie Kopfschmerzen, Atemveränderungen, Pulsänderungen und Störungen ihres allgemeinen Befindens. Zusätzlich verloren sie ihr realistisches Zeitgefühl und fühlten sich stark benommen. Dass diese Veränderungen auf die Schumann-Frequenz zurückzuführen waren, zeigte sich, als man diese künstlich nacherzeugte und sämtliche Beschwerden verschwanden. Die Raumfahrt war schon in den 1960er-Jahren der Meinung, dass ein Fehlen der Schumann-Wellen den Menschen krank machen würde.

Bisher ging man davon aus, dass bei diesem Vorgang die Schumann-Wellen als »Taktgeber« fungierten: In einer

Studie veröffentlichte der Hirnforscher Prof. Michael Persinger zusammen mit seinem Kollegen Dr. Kevin S. Saroka die Beweise für die gegenseitige Beeinflussung der menschlichen Gehirne und der Erde. Er schreibt: »Wir beeinflussen mit unseren Gehirnen auch die Schumann-Wellen!« (https://dieter-broers.de/gehirnwellen-schwingen-mit-den-schumann-wellen-der-erde-synchron/)

Dieses Ineinandergreifen wird von den Quantenphysikern als Verschränkung bezeichnet. Mit ihren Messungen und Berechnungen belegen die beiden Forscher, dass unsere Gehirne tatsächlich unmittelbar mit den elektromagnetischen Wellen unserer Erde verschränkt sind.

Aber was genau bedeutet das für uns Menschen? Unsere menschlichen Gehirne synchronisieren sich alle 30 Sekunden für etwa 300 Millisekunden mit der Erdfrequenz oder mit der Schumann-Energie, worin auch körpereigene Rhythmen wie Herzschlag, Atmung und Blutdruck eingeschlossen sind. Hierbei spielt es eine große Rolle, in welchem Zustand wir uns befinden, da die Kohärenz, also die Synchronisation, umso größer ist, je entspannter wir sind. Es ist also möglich, in Resonanz mit der Erde zu kommen, jedoch müssen wir vorerst durch verschiedene Entspannungstechniken oder Meditation in dieselbe Schwingung gelangen.

Durch Messungen der Gehirnströme mithilfe eines EEGs ist es möglich zu erkennen, dass das Gehirn bestimmte Wellen im Bereich von 1–40 Hertz produziert.

Selbstheilungstipp 26
Ich höre und nutze täglich diese heilenden Frequenzen für meine Selbstheilung und mein Heilsein. So sind auch meine Gedanken sehr ruhig und helfen mir, mich innerlich gesund zu fühlen. Was ich fühle, das glaube ich, was ich glaube, das denke ich, was ich denke, das bin ich, was ich bin, das fühle ich.

Schulunterricht im Wald – Ein Experiment der UNI München

In Japan fanden Mediziner und Forscher heraus, dass der Wald Menschen vor schweren Krankheiten schützen kann. Eine Unterstufenschule aus Heidelberg geht regelmäßig in den Wald, um dort den Schulunterricht abzuhalten, ein Experiment. Eine Forschergruppe der UNI München begleitet die Klasse, die auf dem Waldboden und auf Holzstämmen den Unterricht abhält. Man will dabei herausfinden, welchen Einfluss das auf das Lernen hat. Wie wirkt sich diese Situation auf die Konzentration aus? Gemessen werden Stress und Aktivität der Schüler. Dazu sagt der Sportwissenschaftler Christoph Becker: »Wir haben die Messungen noch nicht vollends ausgewertet. Doch wir können jetzt schon feststellen, dass das eigene Engagement der Kinder deutlich höher ist als das der Kontrollgruppe im Schulzimmer. Dazu nehmen sie deutlich aktiver am Unterricht teil.« Uta Gada ist die Lehrerin: »Die Kinder sind an den Waldtagen viel ausgeglichener. Kinder, die

Mühe haben, still zu sitzen im Unterricht, können sich hier viel mehr bewegen und ihnen fällt der Unterricht viel leichter.«

Die Idee der Erlebnispädagogik hatte schon Aristoteles und sie wird auch in Irland, Skandinavien und Neuseeland umgesetzt. Anhand von Langzeitstudien, bei denen man mit Speichelproben das Stresshormon Kortisol testete, ergab sich, dass die Waldgruppenkinder im Tagesverlauf einen geringeren Stresslevel haben. Der Wald gleicht also einen Mangel aus. Bei vielen Menschen gibt es Naturdefizite. Selbstheilung findet also sehr gut im Wald und in der Natur statt. Ulrich Dettweiler von der UNI München sagt: »Es gibt die sogenannte ›Biophile Hypothese‹. Das heißt, der Mensch ist in seinem Dasein geeicht auf die Natur. Die Sinnesorgane, die Wahrnehmung, der Bewegungsapparat sind evolutionsmäßig darauf ausgelegt, sich in der Natur zu bewegen. Plötzlich sprechen wir jedoch vom Natur-Defizit-Syndrom, für das Konzepte für Kinder entwickelt werden müssen, um sie wieder der Natur näher zu bringen, wo Bewegung und Gesundheitsförderung ganz automatisch passiert.« Die Kinder genießen die frische Luft und die Zellen werden gestärkt. Was die UNI München herausgefunden hat, gilt auch für dich und deine Selbstheilung. (TV Doku: Waldmedizin – Die Kraft der Bäume. Phönix, 29.11.2019)

Kundengeschichte 15
Schmerzen in Hongkong und Jakarta aufgelöst

Wenn über das Quantenfeld alles verbunden ist, geht dann auch eine Fernbehandlung für jemanden auf der anderen Seite der Erde? Wir haben dazu schon verschiedene Experimente gemacht und liefern dir hier einen Beweis.

Der Onkel meiner lieben Assistentin, Jennifer, hat von unserer Praxis und unserer wertvollen Arbeit erfahren. Schnell kommt er mit uns in Kontakt und schreibt: »Bruno, ich habe mehrere Mitarbeiter. Leider geht es dreien davon nicht so gut. Ich würde gerne bei dir und deinem Team eine Fernbehandlung buchen. Das sind die Gebrechen:

- Mitarbeiterin 1 arbeitet in Hongkong.
  Sie fällt plötzlich bewusstlos um. Gründliche Untersuchungen haben nichts ergeben. Die Doktoren sind ratlos.
- Mitarbeiterin 2 arbeitet in Jakarta, Indonesien.
  Sie hat immer chronisches Kopfweh. CT-Scan hat nichts ergeben.
- Mitarbeiterin 3 arbeitet in Hongkong.
  Sie hat Schmerzen im linken Schultergelenk und im unteren Rücken (Kreuz).

Könnt ihr da helfen? Natürlich wissen die Damen Bescheid.«

Ich freue mich sehr über diese nicht alltägliche Anfrage. Alles ist Energie. Egal wo jemand auf der Welt ist. So vereinbarten wir die Termine. Nach je zwei Fernbehandlungen waren alle Gebrechen verschwunden, und die Mitarbeiter konnten wieder voll und gesund arbeiten. Dies auch dank meiner tollen Therapeutin, Jutta Egger. Sie hat sich dafür stark eingesetzt.

Egal ob mit dem Handy in der Hosentasche oder über das Quantenfeld, die Welt ist ein Dorf.

Hilfe bei Schmerz

Was wir beim Thema Schmerzen unterscheiden müssen, sind akute und chronische Schmerzen. Akute Schmerzen wären, wenn du Zahnweh oder einen Nerv eingeklemmt hast. Diese Schmerzen müssen anders behandelt werden als chronische. Das leuchtet ein. Bei chronischen Schmerzen muss der Klient oft lernen, Eigenverantwortung zu übernehmen, da er offenbar die Beziehung zu seinem Körper überfordert hat. Immer wieder gibt es Menschen, die, vielleicht auch etwas aus der Verzweiflung heraus, mit dem Verstand den Körper erziehen wollen, statt das Herz zu befragen.

Um eine gezielte Zellregeneration für dich anzustoßen, braucht es die Erkenntnis aus dieser Struktur:

1. Vergangenheit: In der Vergangenheit finden wir die Gründe für die Schmerzen und können diese Blockade gezielt lesen und lösen. War da ein Unfall, eine Operation, eine schwere Behandlung oder eine sehr belastende Zeit?

2. Gegenwart: Wie fühlt sich gerade dein Körper an? Wie geht es dir seelisch? Hast du Druck, Erwartungsdruck? Hast du Schmerzen, wenn ja, wie fühlt sich das an und wo genau? Was sind die Symptome? Wo spannt oder verkrampft es? Was fühlst du für Emotionen? Ist es Angst oder sogar Panik? Spürst du mehr Wut, Ärger, Hass? Machst du dir Sorgen? Bist du frustriert? Spürst du Trauer oder empfindest du Selbstmitleid? Lokalisiere und nimm an, das gibt die erste Entspannung.

3. ***Zukunft:*** Wie geht deine Zukunft weiter? Ist diese eher düster und schlimm oder gibt es da klare Lichtblicke und positive Aspekte mit viel Glück, Freude, Liebe und Hoffnung? Du bist der Schöpfer deiner Zukunft.

Diese Fragen geben dir Orientierung

Wenn Kunden zu mir in die Praxis kommen, stelle ich oft diese Fragen:

1. Wie lange haben Sie schon diese Schmerzen oder Blockaden?
2. Auf einer Skala von 1–10, wie stark sind die Schmerzen?
3. Wo genau am Körper ist der Schmerz oder fühlt man die Blockade?
4. Wie groß ist die Ausdehnung des Schmerzes?
5. Welche Farbe hat der Schmerz?
6. Ist er stechend, beißend, bohrend, ziehend oder eher dumpf, drückend?
7. Warum haben Sie diese Schmerzen oder gab es einen besonderen Grund, ein spezielles Ereignis (Trennung vom Partner, Job verloren, Unfall, Stress, Druck, Angst), dass diese Blockaden oder die Schmerzen ausgelöst wurden?

Entspannung dank Atemtechnik – am besten gleich ausprobieren

Die Version mit 3 Sekunden ein- und 8 Sekunden ausatmen kennst du schon. Hier noch eine weitere Übung.

Übung: Sich schnell entspannen

Schließe die Augen, spüre in die Füße, nimm einen tiefen Atemzug und spüre von unten nach oben kurz durch deinen Körper. Füße – Beine – Gesäß – Bauch – Rücken – Arme – Schultern – Kopf.

Atme nun 3 Sekunden ein, mache 3 Sekunden eine Atempause und atme 8 Sekunden aus. (Versuche 8 Sekunden auszuatmen.) Dann machst du eine Atempause, die für dich stimmig ist. Zähle diese Pause in Sekunden. Wir nennen diese Übung: 3-3-8-x. Wenn du bei x auch 8 Sekunden hattest: 3-3-8-8.

Atme nun für 4 Sekunden ein, mache 4 Sekunden eine Atempause und atme 9 Sekunden aus. Dann machst du eine Atempause, die um 1 Sekunde länger war als die vorherige. Wir nennen diese Übung: 4 – 4 – 9 – x (+1). Dieser Zahlencode sieht ja schon wie eine Einsteinformel aus.

Atme nun 5 Sekunden ein, mache 5 Sekunden eine Atempause und atme 10 Sekunden aus. Dann machst du eine Atempause, die um 1 Sekunde länger war als die vorherige. Wir nennen diese Übung: 5 – 5 – 9 – x (+1).

Wenn die 5 Sekunden einatmen sich für dich unangenehm anfühlen, dann bleibe bei 3 oder 4 Sekunden. Auch das Ausatmen kannst du grundsätzlich deinem Lungengefühl anpassen. Hier geht es um eine Konditionierung. Das heißt, du wirst immer länger diese Übungen machen können. Atme bitte tief in den Bauch, das massiert die Organe, entspannt das Nervensystem und das Zwerchfell.

Fühle immer wieder in dir nach, was für dich eine gute Methode ist. Zu fixe Abläufe engen den individuellen Menschen ein und erschweren die Heilung.

Wiederhole diese Übung nun 10 × hintereinander. Das reicht schon. Wenn du sie ein- bis dreimal am Tag machst, ist das das Optimum für deine Selbstheilung. Du wirst dich sehr schnell ruhiger und besser fühlen. Die Körperhaltung entspannt sich so von selbst, die Schultern fallen runter. Diese Atemtechnik ist eine schnelle und einfache Übung, auch für Stressreduktion.

Kundengeschichte 16
Hören Sie das?

Im Sommer 2019 kam eine Frau zu mir, nennen wir sie Frau Lüscher, die seit etwa sechs Jahren auf ihrem linken Ohr nichts mehr hören konnte. Ihre Familie empfahl ihr, einen Ohrenarzt aufzusuchen und sich allenfalls ein Hörgerät anpassen zu lassen, da sie hie und da während Gesprächen nicht reagierte. Ich schaute mir die Energie der Kundin an und sah rasch, dass sie einen enormen Druck verspürte: selbst auferlegten und von außen kommender Erwartungsdruck, generell Leistungsdruck. Die Liste ließe sich noch schier unendlich erweitern und letztendlich würde man ebenso Ohrendruck feststellen. Der Mensch hört nicht mehr richtig oder gar nicht mehr, und so liegt es für mich auf der Hand, mir zu überlegen, weshalb nicht mehr gehört werden möchte. Hört man noch auf sich selbst? Machen die Ohren zu, weil man sowieso nicht hinhört?

Ich fragte meine Kundin: „Hören Sie noch ihre innere Stimme? Hören Sie auf Ihr Herz? Was sagt es?« Diese Fragen waren für meine Klientin ein Schlüsselerlebnis. Sie erkannte, dass sie tatsächlich nicht auf sich hörte.

Sechs Jahre zuvor war die Klientin beim Skifahren gestürzt. Wir begannen ein Energie-Coaching. Dabei fühlte ich ihre Energie ab. Ich spürte einige Fremdenergien in der Region des Kopfes, speziell an der linken Seite des Ohres. Wenn ich den Energien eines Menschen nachspüre, fühle ich jeweils als Erstes die Fremdenergien und anschließend Organe, die mit den Energien des eigentlichen Organs nicht synchron sind. Beispielsweise kann jemand über Jahre unter Kopfschmerzen leiden. Es gibt viele Gründe dafür, doch einer ist, wenn die Energien des Gehirns nicht mit denjenigen des organischen Gehirns übereinstimmen. Desgleichen erkannte ich bei meiner Kundin: Durch den Sturz hatte sie einen Schlag auf den Kopf und die Schulter erlitten, sodass sie Schmerzen auch in der linken Schulterregion hatte. Einerseits lösten wir innerhalb von Sekunden diese Energien auf, und andererseits synchronisierten wir sie mit dem physischen Körper. Und siehe da, die Schmerzen und die Spannung ließen deutlich nach.

So auch bei einer anderen Kundin, der ein Garagentor von oben auf den Kopf gefallen war. Wir hoben die spürbare Energie des Tores an und der Belastungsdruck auf die Wirbelsäule war schlagartig verschwunden.

Menschen, die permanent unter Druck stehen, haben meist verschobene Chakren. Die Chakren sind idealerweise im Zentrum des Körpers, auf der senkrechten und horizontalen Ebene genau in der Mitte. Großer Stress kann bewirken, dass die Chakren sich verschieben. Das gibt Spannungen in den Körper. Da gilt es, die Chakren zu harmonisieren, denn in der Ruhe liegt die Kraft. Jeder Mensch besitzt die Fähigkeit, seine Chakren zu harmonisieren. Du kennst die Übung (s. Seite 190) oder unsere Adresse.

Solch einen Ausgleich der Chakren führten wir bei unserer Klientin durch, sogleich zeigte sich eine weitere Verbesserung ihres Zustandes. Dann widmete ich mich dem Ohr. Ich rieb meine Finger jeweils ganz nah am rechten und am linken Ohr der Klientin, um zu testen, wie es um ihr Gehör steht. Ich: »Hören Sie das?« Rechts konnte sie das Reiben gut hören, links hörte sie nichts. Ich klinkte mich in ihr Seelenchakra ein, bewirkte eine Veränderung und löste an dieser Stelle die Blockaden. Noch einmal rieb ich meine Finger nah an ihrem linken Ohr. »Hören Sie das?« Zu ihrem Erstaunen konnte sie das Geräusch deutlich hören! Für mich ist es jeweils ein absoluter Höhepunkt, über das Seelenchakra so rasch Selbstheilung auslösen zu können, bewundernswert! Sie hatte das wirklich ganz toll gemacht, ich umarmte sie und bedankte mich bei ihr. Als sie die Praxis nach dieser Stunde verließ, war sie ein neuer Mensch, und ich freute mich sehr darüber.

Man muss sich das einmal vorstellen: Sie ging sechs Jahre lang mit Schmerzen und einem Hörverlust durchs Leben. Innerhalb kürzester Zeit war der Hörverlust behoben.

Nicht immer geht ein Hörverlust so schnell weg wie bei Frau Lüscher, das möchte ich hier deutlich erwähnen. Unser Ohr wird als Sinnesorgan vom sogenannten somatischen Nervensystem gesteuert, einem Teil des gesamten Nervensystems beim Menschen. Somit liegt es bei der Behandlung eines Tinnitus nahe, sich zu überlegen, wodurch das gesamte Nervensystem beruhigt werden kann. Leider, muss ich sagen, sind nicht alle Kunden, die zu mir kommen, auch bereit dazu, etwas dafür zu tun. Bei einer anderen Kundin von mir konnte ich bezüglich ihres Tinnitus keine positive Veränderung bewirken, obwohl sie dreimal meine Praxis aufsuchte. Während des letzten Gesprächs dann konnte sie ehrlich zugeben, dass sie sich als Perfektionistin sehr über ihren Mann und ihr Umfeld aufregen würde und dies auch nicht ändern wolle. In solch einem Fall kann ich natürlich nicht helfen, denn der eigene Wille ist maßgebend für eine positive Veränderung. Glücklicherweise gibt es wenige solcher Fälle.

Sei glücklich und gesund

Wenn du entspannt bist, kann dein Körper loslassen. Leicht werden. Dann braucht es eine neue Ausrichtung mit einem guten Gefühl, das wir in dir auslösen müssen. Hier gibt es viele lustige Methoden.

1. Grundlos laut lachen (min. 60 Sekunden). Fühlt sich zu Beginn doof an, wirkt aber positiv auf das Gehirn.
2. Gefühle kann ich per sofort innerlich abrufen. Erinnere dich an ein wunderschönes Ereignis in der Vergangenheit (Geburt der Kinder, Hochzeit, Ferien, Erfolge, was war gut?). Umklammere dabei deinen kleinen Finger der linken Hand und presse diesen leicht zusammen. Denke bewusst an das gute Gefühl und presse deinen Finger in sanften Wallungen immer wieder zusammen. Mache dabei das Gefühl bunter, stärker, größer. Sage dir: Das Gefühl wird immer stärker und stärker. Es ist 10 × stärker, 50 ×, 100 ×. Fühle es. Wo am Körper fühlst du es? Mit dem Finger-Umklammern hast du dir gerade einenpositiven Anker gesetzt. Im Notfall kannst du zuerst einfach mal den Finger pressen. Das positive Gefühl ist per sofort wieder da.
3. Um dein Resonanzfeld in der Zukunft zu ändern, gibt es einen Tipp von Dr. Joseph Murphy. Er hat mein Leben stark geprägt. Das kannst du in meinem Buch Jenseits der Logik nachlesen. Darin beschreibe ich, wie ich mit meiner inneren Einstellung »Tu so als ob« meine Traumfrau bestellte. Für deine Gesundheit kannst du das auch anwenden. Hier jedoch mit der Intention: »Sei glücklich und gesund!« Ergänzend zu den Schmerzen könnte das heißen: »Auch wenn ich mich nicht immer gut fühle und Nackenschmerzen habe, tue ich so, als sei ich glücklich und gesund.«

Versuche ganz bewusst, negative Gefühle wie an einem Thermometer oder Regler an einem DJ Pult herunterzuschrauben und leiser zu stellen. Erinnere dich an die Zeit, als es dir gut ging. Speichere das auch in deinem Finger ab.

Durch das Pressen des Fingers kollabieren die beiden Gefühle. Du hast damit etwas in der Hand und es gibt dir das Gefühl: Du kannst etwas tun. Diese Anspannung kannst du lösen, dann die Atemtechnik machen und dazu noch deine Chakren entspannen. Wenn du innerlich stark bist, dann male dir dieses Bild in allen Facetten aus und verstärke es in deiner Zukunft.

Damit Körper, Geist und Seele im Jetzt ruhig werden können, sind diese sechs Punkte hilfreich:

1. Annehmen was IST
2 Bewusstwerdung bei allen Handlungen
3. Vermeidung von Vergangenheits- oder Zukunftsgedanken
4. Gewohnheiten verändern
5. Werde zum Beobachter deiner Gedanken
6. Meditation und Kontemplation (Fokus nach etwas ausrichten)

Selbstheilungstipp 27
Zeit, die du dir für dich nimmst, ist Zeit, die dir etwas gibt. Heute nehme ich mir die Zeit, und tue so, als ob ich vollkommen glücklich und gesund bin. Oh, ich bin es ja schon.

Nutze die Kraft in dir

Dein Unterbewusstsein kann nicht zwischen einem realen oder einem vorgestellten Ereignis unterscheiden. Das merkst du schnell, wenn du in Gedanken in eine Zitrone beißt oder aus einem Alptraum erwachst. Bei der Zitrone laufen dir Speichelsäfte im Mund zusammen. Beim Alptraum schlägt dein Herz schnell und du spürst die Angst in dir, die jedoch nur in deinem Kopf stattgefunden hat.

Was immer du glaubst, wird zu deiner Realität. Auf dem Hypnose-Kongress 2019, veranstaltet von Hansruedi Wipf, erzählte mir ein Mediziner eine beeindruckende Geschichte. Ein Hypnose-Therapeut suggerierte einem Klienten, dass auf dem Tisch eine heiße Münze liege, die sogar glühe. Als der Hypnotiseur den Klienten mit der Münze berührte, bekam dieser eine Brandblase an seiner Hand. Allein durch die Kraft der Vorstellung reagierte der Körper. Dieses Experiment wurde bewusst so gewählt, um die Kraft des Glaubens darzustellen. Der Klient stimmte natürlich bewusst zu 100 % zu, denn er wollte das Experiment begleiten. Doch wie stark kann unser Unterbewusstsein mit Imagination, also inneren Bildern, beeinflusst werden?

Für mich ein sehr gelungenes und spannendes Projekt wurde im September 2018 von meinem sehr geschätzten Freund, Ray Popoola, vorgestellt, das vom Schweizer Fernsehen sogar dokumentiert wurde. Ray Popoola ist Trainer für NLP und Hypnose. Die Gesundheitssendung *Puls Spezial* machte dazu eine Sondersendung mit dem Thema: Operation unter Hypnose. Es wurde eine Hand-Operation unter Hypnose und ohne Narkose erfolgreich begleitet.

Die Schulmedizin entdeckt langsam die immense Kraft, die in unserer Imagination steckt, wieder. Seit einem Jahr werden am Universitätsspital Genf, dem größten Spital der Schweiz, Pflegerinnen und Ärzte in Hypnosetechniken geschult. Es ist ein weit über die Schweiz hinaus einmaliges und ambitioniertes Projekt: Über 4000 Pflegerinnen, Pfleger, Ärztinnen und Ärzte sollen bis in vier Jahren eine Grundausbildung in Hypnosetechnik erhalten haben. Schon jetzt finden am Genfer Unispital täglich Hypnosesitzungen statt – sei es im Notfall, in der Schmerzklinik oder auf der Krebsstation.

Wer in Hypnose ausgebildet ist, weiß, wie wichtig die richtigen Worte sind. Allein die richtigen Worte eines Arztes können zum richtigen Zeitpunkt eine Selbstheilung auslösen.

Dein Unterbewusstsein vergisst nie etwas

Denke daran, nur 2–4 Prozent der Entscheidungen werden bewusst gefällt. Demzufolge sind 96–98 Prozent der Entscheidungen unbewusst. Auf den ersten Blick scheint das etwas unlogisch. Doch kannst du auf Knopfdruck Pizza nicht mehr mögen? Oder kannst du per Knopfdruck

Angst vor einem Goldfisch bekommen? Das geht nicht, außer eben in der bewussten Hypnose oder wegen eines prägenden Erlebnisses, das wir über das Seelenchakra oder dein Energiefeld wieder lösen können.

Der Filter deines Unterbewusstseins richtet sich immer auf den Fokus, was du denkst. Der Fokus folgt der Aufmerksamkeit. Dein Unterbewusstsein formt dein Realitätserleben. Und Realität ist das, was ich denke. Das, was du denkst, glaubst du.

Wenn dein Unterbewusstsein die Realität erschafft, was erschafft dann das Unterbewusstsein? Es sind die erlebten Sinneseindrücke mit all deinen Sinnen. Alles, was du jemals gesehen, gehört, gefühlt, geschmeckt oder gerochen hast, hat etwas in dir abgespeichert. Als Kind war dazu deine Gehirnfrequenz dauerhaft in einem Zustand, in dem du auch noch die Gedanken deiner Eltern hören konntest.

Alles, was ich dem Unterbewusstsein füttere, wird ein Teil von ihm. Das wiederum zieht Resonanzen an. Dazu kommen die Resonanzen, die du aus dem Vorleben hast oder die du in diesem Leben angezogen hast.

Anna, 19 Jahre, ist eine Bekannte von uns. Wir sitzen mit ihrer Mutter beim Kaffee und kommen auf das Thema der Lieblingsfilme und Lieblingsgeschichten. Schnell sagt Anna, dass sie die Geschichte von *Die Schöne und das Biest* sehr mag. Warum, könne sie auch nicht sagen, es löse einfach ein schönes Gefühl in ihr aus. Die Mutter blickt zur Tochter und fragt: »Willst du den Grund wissen?« Anna schielt die Mutter verwundert an und sagt zögernd: »Ja?« – »Als ich noch mit deinem Papa zusammen war, hat er dir diese Geschichte als kleines Kind oft vorgelesen.« Die Tochter ist ganz still. Plötzlich kullern Tränen. Lächelnd sagt sie: »Stimmt ...« Ihre Emotionen bewiesen Anna, dass das in der Tat so war und sie ihn vermisst, denn er hat sich seit vielen Jahren nicht gemeldet.

Die Menschen lieben Emotionen. Darin »fühlt« sich der Mensch. In Filmen geht es oft um Gewalt, Kriminalität, Sex, Drama ... Schlechte Emotionen, wie die Angst, werden von den Menschen schneller und stärker gespürt als schöne sanfte Emotionen. Leider werden solche niederschwingenden Sendungen im TV erfolgreicher angeschaut und so auch besser verkauft als liebevolle Sendungen. Es gleicht der Gefühlsverstumpfung, die ich sehr bedaure. Denn jeder, der sich das antut, lässt diese Informationen in sein Unterbewusstsein.

Wenn du ein großes und breites Herzchakra hast, wie ich, dann nimmst du sehr viel wahr. Das kann man neben der Veranlagung klar trainieren. Wer das macht, nimmt immer mehr wahr. Das Herzchakra kann hochschwingende Liebe und Frequenzen spüren und interpretieren. Es gleicht einer Königsdisziplin, die Jahre der Achtsamkeit braucht. Es ist wie überall, ein Bodybuilder wird nicht über Nacht muskulös. Doch auch hier wirkt das Gesetz der Polarität. Wer ein großes Herzchakra hat, spürt sehr viel auch in den hochschwingenden Frequenzen. Wer ein kleines Herzchakra hat, findet niederschwingende Frequenzen nicht schlimm. Wer ein kleines Herzchakra hat, kann nicht annähernd fühlen, was Menschen mit großen Herzchakren fühlen. Es gleicht dem kleinen Mond und der riesigen

Sonne. Da liegen Lichtjahre dazwischen. Aber beide haben ihre Daseinsberechtigung.

Seit 2000 gibt es sehr viel mehr hochschwingende Kinder. Sie fühlen mehr als ihre Eltern und sind, zusammen in der Schule, fast etwas überfordert. Wir erleben gerade einen Wandel.

Prägungen, Ereignisse, die wir erlebt oder gesehen haben, haben einen klaren Einfluss auf unser Leben. Wir beginnen deshalb, uns anders zu verhalten bei Entscheidungen. Durch Wiederholungen vergiften wir unser Unterbewusstsein und so auch unsere Gedanken, unser Potenzial und unsere Handlungen. Wenn wir das weiterspinnen, hat das wiederum Einfluss auf unser Resonanzfeld. Wir ziehen somit plötzlich die niederschwingende Angst, Schrecken und Schmerz in unser Leben.

Kinder sind bis ca. 14–16 Jahren mit den Energiefeldern der Eltern verbunden. Was die Eltern in dieser Zeit erleben, hat einen direkten Einfluss auf das Kind. Familientradition, Familienblockaden, Familienansichten oder natürlich auch Familienerfolge werden so weitergegeben.

Pass also auf, was du dir fütterst. Sicher, ein gewisses Maß an Negativem gehört wohl zum Leben und wir lernen damit umzugehen. Auch kommt es auf die eigene Persönlichkeit an. Doch sei weise und achte darauf, dass das Positive immer massiv überwiegt. Es erleichtert den Fokus und zieht das Gute wiederum an. Negatives zieht Negatives an, so auch Unfall, Stress und Krankheit. Positives zieht Positives an, so auch Glück, Liebe und Gesundheit.

Selbstheilung kommt aus deiner Energie

Früher oder später wird dir die Selbstheilung gelingen. Du kennst inzwischen viele Tools mit genauen Anleitungen. Du weißt, dass deine Chakren entspannt sein müssen. Obwohl diese unsichtbar sind, spürst du sie. Änderungen für deine Gesundheit geschehen nur in der Entspannung. Komapatienten liegen in der Theta-Frequenz. Das ist die stärkste Selbstheilungsfrequenz. Du hast mit der Meditation eine wiederholbare Methode für deine Heilung. Es ist kein Zufall und somit Wissenschaft. Du musst dabei an die Möglichkeit glauben. Glauben heißt, an sich selbst zu glauben, um zu wissen. Dazu müssen viele das Ego und den Verstand überwinden, ich kann dich verstehen. Wenn wir einfach im Leben funktionieren, dann sind wir wie in einem Notfallmodus. Dabei haben wir keinen Einfluss auf die Materie. Die Realität kannst du nur über dein Quantenfeld in der Entspannung ändern. Doch wenn wir »süchtig« sind nach schlechten Emotionen oder einen Energierausch brauchen, leben wir ein Leben, das wir nicht wollen.

Die Lösung ist einfach. Schließe die Augen und entspanne dich. Meditiere, beruhige deinen Geist. Lass die Gehirnfrequenz sinken. Unter 15 Hz beginnt dein Herz zu sehen. Zwischen 4–8 Hz schläft dein Verstand und du hast Zugang in eine andere Welt. Diese Welt, diese Frequenzen haben Informationen für dich. Du musst sie nicht suchen oder holen, sie sind schon da. So auch deine Gesundheit. Im Seelenchakra gibt es keine Zeit. Das heißt, es ist alles schon da und bleibt immer da. Du hast ewig Zeit.

Dein linker kleiner Finger ist erst da, wenn du dich auf ihn fokussierst. Vorher war er zwar da, doch er war für dich doch nicht da. Schau also auf das, was du willst. Du musst auf nichts warten, es ist alles schon da. Fokussiere dich dabei immer auf die guten Emotionen, wie Freude, Dankbarkeit oder Liebe. Du fühlst dich sehr wohlig angekommen. Verbinde dich so wieder mit deinem Inneren, deinem Herzen, deiner Seele oder deinem inneren Heiler.

Wenn dir das nicht gleich gelingt, dann übe. Wenn du etwas nicht fühlen kannst, dann frage dich, wie oft du übst. Wenn du die guten Emotionen erhöhen kannst, dann folgt automatisch die Fülle. Du kannst das Außen nicht mit dem Verstand erpressen oder erziehen. Du musst in die Ruhe kommen und einen Sinn hinter deiner Situation sehen. Gehe dabei in die Dankbarkeit, und so wird dein Herz stärker.

Wenn du auf der Suche bist, dann erzeugst du Mangel. Wer auf seinem Seelenweg ist, muss nur die Werkzeuge für das Leben wählen und es genießen. Wer das Leben genießt, auf das Herz hört, ist wiederum im Flow, im Vertrauen. Und automatisch in der Fülle. Dein Feld um dich herum ändert sich, so wie du denkst. Das Feld ändert auch die Materie. Wenn du im Einklang mit dem Herzen bist, kannst du alles verstehen, verändern und die volle Selbstheilung erfahren.

Wenn du krank bist, sei weise. Sie ist dein größter Lehrer. Vergeben ist Heilung. Heilung geschieht im Herzen. Das Herz hat eine größere Kraft als der Verstand. Schau in den Spiegel und sage dir: »Ich liebe mich! Du bist das Beste, was mir passieren konnte. Schön, dass es dich gibt!«

Ein lieber Freund von mir weiß, dass er keine negativen Nachrichten sehen sollte, doch er ist süchtig danach und sagt: »Es macht mir nichts.« Sein Leben spiegelt jedoch etwas anderes. Das Entdecken von neuen schlimmen Schlagzeilen spürt er als Impuls zum Leben. Sein Resonanzfeld bleibt so jedoch in der Frequenz hängen und nährt unbewusst die Angst, das Leid, den Mangel und vieles mehr. Sein Verstand verführt ihn nach unten und suggeriert: »Macht doch nichts.« Sein Herz will nach oben in die Erleuchtung. Er ist frustriert, dass er nicht nach oben kommt. Wenn man hier noch die Erfahrung aus den Vorleben dazu nimmt, dann ist das ein ganz schön langer Weg bis zur Erleuchtung. Hier scheint es eine gute Selbstwahrnehmung zu benötigen. Wer auf seinem Seelenweg ist, hat einen unsichtbaren Lift nach oben genommen. Wer sich im Außen zu sehr mit Social Media aufhält, bleibt mit dem digitalen Wissen stehen oder gleitet mit Brutalo-Games oder deren Energie nach unten. Vorsicht also vor den vielen Ablenkungen, die es da draußen gibt.

Doch ganz ehrlich, es gibt absolut keine Situation auf dieser Welt, die dir Sorgen bereiten kann. Es ist nur die psychologische Reaktion auf eine Situation, die dich in die Sorge verführen will und dich so besorgt macht oder das Gefühl in dir aktiviert. So fahren die einen ganz leicht und locker durch den Straßenverkehr und andere ärgern sich bis aufs Blut. So blühen die einen bei viel Arbeit auf und fühlen Glück und Zufriedenheit, während andere sich komplett gestresst und überfordert fühlen.

Du erschaffst dir die Sorgen selbst, nicht die Situation. Wer das versteht, erkennt, dass jeder selber das Glück, die

Freude, die Gesundheit in den eigenen Händen hält. Du bist der Schöpfer, der Macher und kein Opfer.

Deine Gedanken kontrollieren dein Leben. Du kreierst dadurch deine Realität. Und genau diese Gefühle sind wie Winde, die dich nach oben und nach unten wehen. Wer sich seiner Winde nicht bewusst ist, wird oft vom Außen nach unten geweht. Vom Winde verweht.

Du kannst dein Außen nicht erpressen. Nur dein Verstand kann dich dazu verleiten, das zu wollen. Finde dich im Innen. Beobachte deine Gedanken. Wenn dich etwas ärgert, dann frage, gönne dir die Bemerkung: »Spannend, wie ich reagiere. Warum ärgere ich mich? Warum ärgert es mich?«

Selbstheilungstipp 28
Wähle weise, womit du dein Unterbewusstsein fütterst. Wer ein Leben auf Autopilot lebt, muss sich also nicht wundern, wenn er in New York ankommt, obwohl er nie dahin wollte. Pflege und bändige dein Ego und deinen Verstand. Nähre dein Herz, damit dein Herzchakra wachsen kann. Dein Herz kennt immer den richtigen Weg!

Wie verbinde ich mich mit den Energiefrequenzen?

Dr. William Tiller, Professor an der Stanford-Universität, hat das feinstoffliche Energiemodell untersucht. Er sagt: »Feinstoffliche Energien erzeugen elektrische und magnetische Signale, die beobachtbare Auswirkungen haben.« (Dale, 2011)

Aufgrund seiner Forschungen kommt Tiller zu den folgenden Feststellungen:

1. Feinstoffliche Energien werden von den Menschen manifestiert. Experimente haben gezeigt, wie sie Größe und Anzahl von Elektronen erhöhen können.
2. Ein Mensch kann den Fluss dieser Energie absichtlich steuern.
3. Die Interaktion zwischen Geist und Elektronen ist selbst über große Entfernungen wirksam.

Das Herzchakra erzeugt das stärkste Magnetfeld. Es kann noch einige Meter vom Menschen entfernt gemessen werden. Darüber kann man die Stimmung in einem Raum oder von Personen fühlen, unabhängig von der Körpersprache.

Menschliche Gedanken, deren Bewusstsein, die Emotionen bzw. die daraus resultierende Energie interagiert mit dem Magnetfeld der Erde und bringt diese Informationen verschlüsselt in das Feld ein. Wir alle spüren diese Frequenzen, bewusst oder unbewusst. So kommen die Wellen und Frequenzen nicht nur über die Ohren und die Körperzellen in uns hinein, sondern auch über das Herzchakra.

Das Max-Planck-Institut spricht hier von Gedankenkommunikation. Stimmt sich ein Mensch in der Ruhe auf sein Herzfeld ein, überträgt er über das elektromagnetische Feld Informationen. Ich arbeite sehr stark über mein Herzfeld an Klienten. Ist die Person nicht im Raum, kann ich an diese Person denken. Die Wellen beginnen sich zu synchronisieren, es entsteht ein gemeinsames Feld. Beide sind nun über ein großes Einflussfeld mit dem elektromagnetischen Feld der Erde verbunden. Alles kann abgefragt oder gesendet werden.

So kann man sich sehr leicht Gedankenkommunikation, Fernheilung oder die Verbindung mit der Natur erklären. Da die Gehirnfrequenz bei Kindern oft nur im Theta-Bereich liegt, sind Kinder für mich wahre Vorbilder. Geübten Heilern gelingt es leicht, sich mit Menschen oder Energien zu verbinden.

Wie schütze ich mich sofort vor negativen Emotionen?
Wir haben gelernt, dass das Herzchakra ein starkes Fühlen in sich trägt. Wenn zum Beispiel eine schüchterne Frau vor fünf dominanten Businessmännern etwas erklären muss, wird das für sie Stress hoch drei. Damit die Dame den Erwartungsdruck der Männer weniger fühlt und sie so mehr bei sich sein kann, hilft es, das Herzchakra zu schützen, indem ich einfach die Hand darauf lege. Es ist wie ein Deckel, der die Emotionen schützt und das Fühlen per sofort reduziert. Gerade Menschen mit einem weitentwickelten und großen Herzchakra sollten das immer mal wieder machen. Vor allem wenn man in niederschwingende Frequenzen kommt. Das ist ein einfacher und wirkungsvoller Trick, um sich gut abgrenzen zu können, sich zu schützen und bei sich zu bleiben.

Das Gesetz des Gleichgewichts – vertraue der Harmonie

Wenn du körperlich, geistig und seelisch gesund sein willst, solltest du das Gesetz des Gleichgewichts verstehen und befolgen. Es verlangt ein ständiges Bemühen um Ausgleich von Harmonieschwankungen, die durch aktives Leben verursacht werden.

Wer sich zu wenig abgrenzt, lebt in der Hektik. Wer zu viel in der Hektik lebt, wird instabil und langfristig gesehen eher krank. Ich vergleiche das immer mit einem Wirbelsturm oder Hurrikan. Wenn diese Stürme stark genug sind, dann entsteht in der Mitte eine nahezu windstille Zone. Die Meteorologie bezeichnet dieses Zentrum als Auge. Ich nenne es das Tigerauge. Unser Leben, mit unserem turbulenten Alltag, zieht uns immer wieder ins Außen, in den Augenwall. Dort sind die stärksten Windgeschwindigkeiten. Wer dort lebt, fühlt sich getrieben, gestresst, fremdbestimmt und eben nicht in der Mitte. Es zieht dich nach unten. Die Kunst ist es demnach, immer wieder bewusst in die Mitte zu kommen. Das müssen wir aktiv umsetzen. Mir hilft dabei tägliches Meditieren. Das Meditieren harmonisiert meine Tagesprozesse. Es ist die Stille vor der Hektik. Es ist das Leise vor dem Lauten. Es ist das Krafttanken durch das Nichtdenken, vor dem Kraftbrauchen mit dem vielen Denken.

Das Gesetz der Harmonie geht jedoch noch weiter. Es ist ein Geben und Nehmen. Ein guter Therapeut oder Handwerker muss für seine Arbeit bezahlt werden. Es braucht einen Energie-Ausgleich. Findet das nicht statt, entsteht eine Schuld, ein Ungleichgewicht. Besteht das Gleichgewicht nicht mehr, müssen Prozesse in Gang gesetzt werden, die das Gleichgewicht wiederherstellen.

Auch gilt das natürlich für die Natur. Achtsamkeit ist gewünscht. Wir Menschen haben bereits damit begonnen, die Natur aus dem Gleichgewicht zu hebeln. Die Natur rechnet jedoch in einer anderen Zeitform als wir und korrigiert sich immer wieder. Die Frage ist, was sich in unsichtbaren Bereichen abspielt. Der Natur würde es zurzeit helfen, wenn weniger Menschen auf unserem Planet leben würden. Und so hat sich in der Tat bereits ein schleichender und stiller Prozess in Gang gesetzt.

Antwort finden wir beim Start eines Menschen. Im Schnitt betrug das Volumen eines männlichen Samenergusses bisher ca. 500 000 Millionen Spermien. Gemäß neuesten Studien geht das aktuell markant zurück und beträgt noch ca. 250 000 Millionen. Unsere Umwelteinflüsse reduzieren uns automatisch. So weiß man heute, dass ein Handy in der Hosentasche massiv zur Reduktion der Fruchtbarkeit beiträgt. Dänische Wissenschaftler fanden heraus, dass reichlicher Genuss von Cola (Cola Zero) die Fruchtbarkeit ebenfalls mindert.

Du tust dir etwas Gutes, wenn du in deinem Leben das Gleichgewicht von Geben und Nehmen, von Arbeit und Rast, von Leiden und Freude immer wieder herstellst. Das Gleichgewicht ist kein Zustand, der ewig dauert, sondern du musst ständig danach streben. Für deine Gesundheit bedeutet das: mit körperlicher Bewegung, guter Ernährung, Meditation und konstruktiven Gedanken.

Wenn du auf dein Herz hören kannst, wenn du auf deine innere Stimme hören kannst, wirst du es unweigerlich leichter haben. Das Gesetz des Gleichgewichts kommt mir manchmal auch so vor, wie der Kampf zwischen Herz und Verstand. Wer zu sehr im Verstand lebt, kippt aus dem Gleichgewicht und strapaziert es in nur eine Richtung. Die Folgen sind Schwäche, Verwirrung und Krankheit. Die Frequenz geht nach unten. Es lebe somit dein Herz in vollkommener Gesundheit. Erlebe es!

Die verschiedenen Frequenzfelder

Es gibt verschiedene Frequenzfelder. Diese solltest du kennen:

- Funkfrequenzen und elektromagnetische Wellen (Radio, Handy usw.). Darüber habe ich bereits ausführlich berichtet.
- Emotionsfrequenzen oder Emotionswellen. Wir fühlen einen anderen Menschen in der Emotion. Das kannst du ebenfalls am Körper oder über die Chakren spüren.
- Gedankenfrequenzen oder Gedankenfelder. Hier kannst du dich an den Maharishi-Effekt erinnern. Die Menschen sind im Außen über ein Kollektiv verbunden und greifen ineinander. Du kannst dich, je nach deiner persönlichen Gehirnfrequenz, anbinden oder zurückziehen.
- Morphische Felder werden auch als das Urwissen der Natur bezeichnet. Das heißt, dass die gesamten Informationen des Universums auf diesen Feldern abgespeichert sind: Atome, Moleküle, lebendige Organismen, Organisationen, Konventionen oder mentale Gewohnheiten. Aus meiner Sicht ist es ein unbewusstes Informationsfeld.
- Quantenfeld. Mit dem Begriff Quantenfeld bezeichnet man das alles enthaltene Energiefeld, das alles durch-

dringt und umgibt. Damit ist ein interagierendes Energiefeld gemeint, das auch die Grundlage für alle Dinge enthält. Hier kann ich aktiv mit dem Herzchakra und der Zirbeldrüse in das Feld eingreifen, es formen, ändern und gezielt Selbstheilung auslösen.

Die genannten Frequenzen und Felder beeinflussen alle deine Gehirnfrequenz. Dein Gehirn reagiert auf das Außen bewusst oder unbewusst. Die dabei gefühlten Gedanken und Emotionen steuern den Takt deines Verstandes.

Hektik, Stress, Ärger sind niederschwingende Frequenzen, die schnell schwingen und die Chakren verkleinern.

Ruhe, Frieden und Liebe sind hochschwingende Frequenzen, die langsam schwingen und deine Chakren öffnen. So nimmst du mehr wahr.

Dein Gehirn ist wie ein Motor für den Verstand. Kommt der Motor zur Ruhe, also wenn er nur noch in 15 Hz schwingt, weicht der Nebel und er schwenkt vom Außen ins ruhige Innen. So findet er den Weg zu deinem Herz. Das scheint plötzlich alles sehr logisch. Das Herz wird hörbar. Zwischen 4–8 Hertz bist du im optimalen Zustand, damit du über die Zirbeldrüse das Quantenfeld lesen und steuern kannst. So hast du einen optimalen Zugang zur Selbstheilung. Du »korrigierst« mit der Zirbeldrüse, empfängst das Korrigierte über das magnetische Herzchakra und nimmst es so in deinen Körper für die Selbstheilung auf. Symbolisch kannst du auch mit deinem inneren Heiler arbeiten. Das hat den gleichen Effekt.

Gehirnfrequenzen

Man unterscheidet hierbei zwischen Gamma-, Beta-, Alpha-, Theta-, Delta-Wellen.

1. ***Gamma-Wellen*** (schnell wie ein Gepard): 38–100 Hertz/Sekunde: Das heißt, in einer Sekunde produziert dein Gehirn 38–100 Hertz-Wellen. Innerhalb dieser Frequenz bist du mit hohem Informationsfluss von außen in einer anspruchsvollen Tätigkeit unterwegs. Eben schnell wie ein Gepard. Extrem fokussierter Zustand, starke Konzentration, Lernprozess. Diese Frequenzen sind bisher am wenigsten erforscht.

2. ***Beta-Wellen:*** 13–38 Hertz/Sekunde: Das heißt, in einer Sekunde produziert dein Gehirn 13–38 Hertz-Wellen. Innerhalb dieser Frequenz bist du im normalen Wachzustand und in aktiver Konzentration. Je höher, desto unruhiger. Ab 21–38 Hertz hast du schon Stress, Angst oder Hektik.

3. ***Alpha-Wellen:*** 8–13 Hertz/Sekunde: Das heißt, in einer Sekunde produziert dein Gehirn 8–13 Hertz-Wellen. Alpha-Wellen sind die Gehirnwellen, die man am leichtesten (willentlich) produzieren kann. Man braucht nur die Augen zu schließen, und schon wird das Gehirn beginnen, Alpha-Wellen auszusenden. Meditations- oder Visualisierungsübungen gelingen jetzt gut. Leichtes Entspannen, um innerlich ruhig zu werden.

Übergang zum oder vom Schlaf. In dieser Frequenz kannst du das »Gesetz der Resonanz« beeinflussen, das heißt, dir selbst gute Affirmationen suggerieren.

4. *Theta-Wellen:* 4–8 Hertz/Sekunde: Das heißt, in einer Sekunde produziert dein Gehirn 4–8 Hertz Wellen. Du bist in einem Wachtraumzustand, einer Art schläfriges, hypnotisches Bewusstsein, und hast den optimalen Zugang zu unbewussten Gedanken und spontanen Lösungen für deine Probleme. Gute Meditationen finden hier statt und bieten eine tiefe Entspannung. In dem Zustand lese ich Gedanken, sehe Blockaden und praktiziere einfache mentale Aurachirurgie. Du gelangst hier ins Quantenfeld der Selbstheilung.

5. *Delta-Wellen:* 0,5–4Hertz/Sekunde: Das heißt, in einer Sekunde produziert dein Gehirn 0,5–4 Hertz-Wellen. Im Delta-Wellen-Zustand bist du im Tiefschlaf oder in Trance.

Selbstheilungstipp 29

Die Informationen über die Felder, Wellen und Frequenzen sind wie eine Landkarte für deinen Verstand. Zusammen mit einer Meditation, in der dein Herz den Weg sehen kann, bist du unbesiegbar. Es bildet den Heiligen Gral. Endlich hast du ihn gefunden.

Es spielt eine große Rolle, in welchem Zustand wir sind

Jede Veränderung löst einen Unterschied aus. Der Parapsychologe Dr. Andrija Puharich beschäftigt sich intensiv mit den verschiedenen Gehirnwellen und fand heraus, dass 10,8 Hertz ein leicht aggressives Verhalten auslösen und 6,6 Hertz Depressionen bewirken können. Genauso sind die 7,83 Hertz der Schumann-Resonanz ein Verursacher für Wohlbefinden und Harmonie.

Der 1995 verstorbene Dr. Andrija Puharich war zudem ein Pionier der medizinischen Forschung. Er widmete sich der Elektrobiologie und der Erforschung extrasensorischer Fähigkeiten des Gehirns. In den Sechzigern entdeckte er gemeinsam mit Dr. John Taylor, dass im Gehirn bei einer Frequenz von 8 Hertz, also 8 Zyklen pro Sekunde, extrasensorische Fähigkeiten aktiviert werden, wie beispielsweise Remote Viewing, Telepathie, Telekinese, etc.

Außerdem fand Puharich heraus, dass Heiler, wenn sie heilen, aus ihren Händen 8 Hz abstrahlten. Dabei stellte er fest, dass 8 Hz beide Gehirnhälften in Harmonie versetzt und diese Harmonie sich sogar mit dem Herzen verbindet.

Auch mir geht es so. Wenn ich eine Seele oder die Energie eines Menschen lesen möchte, dann muss ich meine Hirnfrequenz reduzieren. Das schrieb ich auch im Buch *Ich sehe deine Seele*. So wundert es mich nicht, das Puharich bereits im Jahr 1956 mit einem indischen Mystiker in einem Forschungsprojekt beobachten konnte, dass dieser die Frequenzen seines Gehirns beliebig ändern und so von einem Bewusstseinszustand in einen anderen wechseln konnte.

Er untersuchte einen Heiler, der die Fähigkeit hatte, die gleiche Frequenz so wie bei sich selbst auch bei einer anderen Person zu bewirken. Er war in der Lage, sowohl sein eigenes als auch Puharichs Gehirn auf eine Frequenz von 8 Hertz »einzustellen«.

In meiner Arbeit kann ich diese Beobachtung bestätigen. Du weißt nun, dass das Herzchakra hierbei maßgeblich beteiligt ist. Es stellte sich heraus, dass die Frequenz von 8 Hz in der Lage ist, jegliche physische Barriere oder Energie durchdringen zu können und sie eine »multidimensionale Anordnung« zeigt, die nicht Gegenstand unserer Raum-Zeit ist.

Der Bestsellerautor Dieter Broers empfiehlt ebenfalls die 8 Hz als bevorzugte (Modulations-)Therapiefrequenz. In den fast vier Jahrzehnten, die seit seiner Entdeckung nun vergangen sind, haben Zigtausende von Anwendungen dies für ihn immer wieder bestätigt. Schon zu Beginn seiner Forschung im medizinischen Bereich gab es Hinweise darauf, dass die menschliche Zirbeldrüse mit einer Frequenz von 8 Hz schwingt. Letztlich kann eine Zirbeldrüse ihre wichtigen Aufgaben nur dann einwandfrei erfüllen, wenn sie ihre 8-Hz-Schwingung stabil hält.

Und wie komme ich nun bewusst in den Einklang mit der Erde und kann daraus positive Veränderungen für meine Selbstheilung erzielen? Am einfachsten geht man in der Tat in die Natur. Das würde vielen meiner Kunden guttun. Raus in den Wald, die Ruhe für das Nervensystem genießen und sich so in der Meditation oder beim Spazieren den eigenen Akku aufladen.

Es gibt noch eine Möglichkeit: Geh auf YouTube.com und gib dort die 7,83 Hz Schumann-Frequenz ein. Dort kannst du die Wirkung sofort erleben. Du wirst dich schnell entspannter und gelassener fühlen. Die tief greifenden Wirkungen der Heilung können auch sehr spontan auftreten, entstehen jedoch meistens erst nach einer gewissen regelmäßigen Anwendung.

432 Hertz – Herzensfrequenz

Der ursprüngliche Kammerton A war übrigens 432 Hz. Er ist die pure Selbstheilung, und den kann ich dir wärmstens empfehlen. Er hat einen heilenden Effekt auf den Körper, da er sehr gut harmonisiert. Der Mensch schwingt mit der Natur und dem Kosmos im EIN-KLANG. Musik in 432 Hz hat eine fühlbar entspannende und heilsame Wirkung auf den Menschen, sie öffnet das Herz und verbindet – so wie es der Schwingung entspricht – mit Himmel und Erde, denn wir schwingen in Resonanz mit dem Ton der Erde. Sie wirkt dazu reinigend auf deine Chakren. Wenn deine Chakren im optimalen Zustand schwingen oder drehen, dann funktioniert dein gesamtes System wie ein perfektes und gesundes »Uhrwerk«. Du befindest dich in einem harmonischen Zustand. Deswegen fühlst du dich mit dieser Frequenz »einfach wunderbar«. Du bist in einer höheren Schwingung.

Ob in der Natur bewegen, dich auf die Erde legen, einen Baum umarmen oder eben Musik in 432 Hz hören: Es wird klar, »Mutter« Erde heilt dich schnell und kostenlos.

Bach, Beethoven und Mozart nutzten diese Grundschwingung für ihre Meisterstücke. Von der Rockefeller Foundation wurden 1939 440 Hz zum Standard für Musik erklärt. Heute ist der Kammerton A somit immer noch auf 440 Hz angegeben. Aber diese um 8 Hertz höhere Frequenz hat nicht mehr die gleiche Wärme und Heilung wie 432 Hz. Viele spüren die Differenz, da auch unser Körper auf 432 Hz schwingt.

Bei unseren Energie-Coachings mit Aurachirurgie verwenden wir für die Heilung auch 432 Hz. Wir schwingen diesen Klang mit einer Stimmgabel an und verbinden es mit der erkrankten Stelle. Wenn wir 432 Hz hören, unterstützen wir die Heilung und synchronisieren unsere Gehirnhälften.

Alles ist Schwingung in Resonanzen und Wellen, so auch unsere Emotionen und Gedanken. Stress und Angst sind niederschwingende Frequenzen, und das kann man noch Tage später im Blut nachweisen. Entscheide dich bewusst für liebevolle Gedanken bzw. liebevolle Emotionen, das sind hochschwingende Frequenzen.

Wir ziehen dadurch buchstäblich Dinge in unser Leben. Wenn also bestimmte Frequenzen unsere Emotionen ersticken können, dann muss es auch Frequenzen geben, die unsere Emotionen freilegen. Neben der genannten 432 Hertz gibt es noch weitere für uns hilfreiche Frequenzen.

Die Solfeggio-Frequenzen

Es gibt spezielle Solfeggio-Frequenzen, die eine besondere Bedeutung haben. Schauen wir uns diese im Detail an:

396 Hz – hilft, Trauer in Freude zu verwandeln. Befreit von Schuld und Angst.

417 Hz – reinigt traumatische Erlebnisse und ermöglicht Veränderung.
528 Hz – natürlicher Ton der Erde. Reparatur unsere DNA, transformiert und bringt Wunder in unser Leben (Selbstheilungsfrequenz!).
639 Hz – verstärkt Kommunikation, Verständnis und Toleranz in der Liebe, es bestärkt Beziehungen.
741 Hz – führt dich in die Selbstverwirklichung, gut für Ausdruck und Lösungen, befreit von Giften.
852 Hz – Rückkehr zur spirituellen Ordnung, öffnet Intuition.
963 Hz – Gottesfrequenz. Stellt den Geist wieder her.

Wähle auch hier bewusst auf YouTube.com eine der genannten Frequenzen und spiele diese leise im Hintergrund während deines Schlafes. Du wirst sehr gut schlafen, die Zellen regenerieren sich und du wirst erholt aufwachen.

Dr. Masaru Emoto, Arzt und Visionär, bestätigte die heilende Wirkung der 432-Hz-Frequenz. Er ließ Mozart laufen und dabei das Wasser schockgefrieren. Die Wasserkristalle waren wie kleine Wunderschneeflocken. Die geometrischen Formen in vollkommener Perfektion. Anders war es bei Hard Rock, Rock, Pop oder anderer Musik. Dort waren die Wasserkristalle verschmiert und zerstört, obwohl das Wasser aus der gleichen Quelle kam. Wenn also diese Frequenzen einen so starken Einfluss auf das Wasser hatten, was denkst du, was das mit dem Wasser in deinem Körper macht? Du bestehst zu 70% aus Wasser! Man sollte diese Tatsache nicht unterschätzen.

Selbstheilung kann somit sehr einfach sein. Setze dich ganz bewusst und gezielt diesen Frequenzen aus. Du wirst es spüren!

Diese Zeilen verdeutlichen, wie wichtig Ruhe und Meditation für deinen Körper, die Chakren, dein Energiefeld, deine Gedanken, deinen Geist, deine Psyche und deine Seele ist. Alles schwingt, immer.

Ich höre die genannten Frequenzen gern auch während der Meditation. Im Büro, in meiner Praxis oder bei meinen Seminaren lasse ich häufig die 7,83 Hz Schumann-Frequenz, 432 Hz oder gezielte Entspannungsmusik im Hintergrund laufen. Bei uns zu Hause läuft täglich Entspannungs- oder Meditationsmusik. Unsere Kinder (11, 19 und 21 Jahre) werden seit ihrer Geburt fast täglich damit bespielt. Ganz ehrlich, ich wundere mich manchmal schon etwas, dass unsere Kinder das so annehmen und sich auch bewusst aussuchen zum Hören. Natürlich haben vor allem die älteren Kinder in ihren Zimmern ihre eigene Musik, doch auch die ist sehr angenehm. Ich bin überzeugt, durch das ständige Berieseln mit der sanften Musik fühlen die Kinder instinktiv die Wohltat für Körper, Seele und Geist. Und wir Eltern sind mit den Kindern klar entspannt, gesund, lieb, harmonisch, stark und innerlich ruhig.

Auffallend ist, dass unsere Kinder im Vergleich zu anderen Kindern fast nie krank sind. Auch Unfälle kennen wir bei uns zum Glück nicht. Dafür singen, lachen und summen unsere Kids sehr viel, was wiederum sehr reinigend auf das eigene Frequenzfeld ist und es stärkt. Wer also pfeifend, lachend und singend durchs Leben geht, bewegt sehr viel für die innere Heilung.

Daher sind gesungene Mantras so sinnvoll. Dazu gehört auch ein immer wieder ausgesprochenes Om.

Die wichtigste Frequenz für deine Selbstheilung

Die Lösung liegt in der kohärenten elektrischen Schwingung im Thetabereich von 4 bis 8 Hz. Die wichtigsten Frequenzen für deine magische Selbstheilung liegen zwischen 7,8 und 8,1 Hz. Warum? Weil das der Resonanzfrequenzbereich der Zirbeldrüse ist. Sie schwingt also auf der »meditativen Frequenz«, als »wüsste« sie, dass dies ein nahezu magischer Schwingungsbereich ist. Schwingt die Gehirnfrequenz in 8 Hz, regenerieren sich die Körperzellen verstärkt und schütten Melatonin und Pinolin aus. Das hat Auswirkungen bis auf die DNA. Messungen haben gezeigt, dass schädliche Mikroorganismen wie Bakterien und Pilze besser eliminiert werden, wenn gleichzeitig ein Schub Antioxidanzien freigesetzt wird. Und es werden weitere Substanzen frei, für gute Laune und Glücksgefühle in ungeahnter Höhe.

Das HeartMath Institut in Boulder Creek, Colorado, machte diverse Tests und bestätigte, dass bei diesen Frequenzen das Wachstumshormon Somatotropin produziert wird. Das ist das einzige anabole Hormon, das die Innenwände unserer Arterien und Venen repariert. Das sollte man wissen, da Arteriosklerose, eine krankhafte Einlagerung von Cholesterinester, umgangssprachlich Arterienverkalkung, die auf der Entzündung verletzter Innenwände von Blutgefäßen beruht, zu den häufigsten Todesursachen in den Industrienationen gehört. Ohne Medikamente, ohne teure Apparatemedizin kann hier der Selbstheilungsmechanismus einsetzen.

Alle genannten Frequenzen haben eine angstlösende und stark regenerative Wirkung. Der Körper wird viel stärker.

Selbstheilungstipp 30
Hurra, mit 7,83 Hz, 432 Hz und 528 Hz bin ich in der Selbstheilung auf Autopilot. Gute Gedanken und eine höhere Schwingung werden angezogen.
Wisse: Die genannten Frequenzen kommen im Klang von Außen und beruhigen dein Inneres mit deinen Gehirnwellen. Wenn deine Gehirnwellen höher als 15 Hz haben, dann bist du noch nicht ganz in der optimalen Entspannung. Es ist, als wenn du im Nebel läufst. Damit dein Verstand zum Schlafen und dein Herz zum Singen kommen, braucht es 4 bis 8 Hz. Diese erreichst du in der Meditation.

Schlusswort

Meine liebe Tante Erika

Ich bin sicher und weiß aus ganzem Herzen, dass, wenn meine Tante diese Geschichte hören könnte, sie sehr stolz wäre. Es ist eine sehr persönliche Geschichte meiner Familie, und ich möchte sie in diesem Buch gern mit dir teilen. Wir kennen uns jetzt doch schon ziemlich gut, also du kennst mich etwas besser als ich dich.

Als ich acht Jahre alt war, wohnte ich mit meinen Eltern in Zürich. So auch meine Tante Erika, die jedes Mal zu unseren Treffen funkelnde Steine mitbrachte. Diese Edelsteine in der Größe von ein bis zwei Zentimetern faszinierten mich als Kind immer sehr. Die Treffen fanden zwar selten statt, doch jedes Mal durfte ich ihre Edelsteinsammlung bewundern und manchmal sogar einen oder zwei ihrer Steine mit nach Hause nehmen. Letztendlich waren es eine Handvoll Steine, die ich behalten durfte und die ich zu Hause in eine kleine Schachtel legte. Und zwar in eine speziell gefertigte Schachtel für Edelsteine, die mit einem Druckknopf versehen war, um sie gut verschließen zu können. Sie war blau, vielleicht 10 cm lang und 3 cm hoch. Ich hielt sie über all die Jahre in Ehren, und als wir dann von Zürich wegzogen, ich war damals 14 Jahre alt, war sie natürlich in meinem Gepäck mit dabei. Selbst als ich von zu

Hause auszog, begleitete mich diese kleine Schachtel. Irgendwann landete sie ganz unten in meinem Schrank, beim Sammelsurium von exklusiven Erinnerungen meines Lebens, und blieb jahrelang dort verborgen.

Tante Erika ist die Schwester meiner Mutter, und so erfuhr ich mehr per Zufall immer mal wieder Dinge aus ihrem Leben, ihrer Arbeit und durfte hören, wie es ihr ging. Eine Zeit lang führte sie erfolgreich die Redaktion eines Schweizer Magazins. Einmal durfte ich bei einer Fotostrecke für ein großes Magazin mitmachen und wurde sogar in der Zeitschrift abgebildet. Für mich sind das sehr schöne Kindheitserinnerungen.

Irgendwann jedoch bekam das Leben von Erika einen Knick und es ging immer mehr bergab. Sie zog von Zürich nach Thun bei Bern. Trauer, Depression und Sinnlosigkeit begleiteten ihren Alltag. Auch zog sie sich von der Familie zurück und wollte allein sein. Dreißig Jahre verstrichen, ich habe sie nie wiedergesehen, nur noch ab und zu über meine Mutter etwas von ihr gehört. Auf den Fotos sah sie blass und alt aus. Ein Schatten ihrer selbst. Nur noch ein oder zwei Familienmitglieder durften sie im Altersheim besuchen. Es war sehr traurig um ihr Leben geworden. Sie war in der Zwischenzeit krank, dennoch rauchte sie weiter. Dann kam der Tag, an dem sie beschloss, mithilfe von Exit (Exit ist ein anerkannter Schweizer Verein, der Sterbehilfe in Form von Suizid anbietet) aus dem Leben auszusteigen.

Ich hörte es von meiner Mutter, die über diese Nachricht verständlicherweise sehr traurig war. Ich machte mir viele Gedanken über den Sinn und Unsinn von Suizid. Immer wieder ist zu hören und zu lesen, dass bei einem Selbstmord die Seele des Menschen hängen bleibt und es sehr ungesund ist, das Leben zu früh abzubrechen.

Das Thema wurde plötzlich konkret und ein Datum fixiert. Dadurch, dass ihr freiwilliger Ausstieg aus dem Leben im Alter von 70 Jahren real werden würde und ich davon hörte, merkte ich, dass ich nicht mehr nur positive Gedanken in Bezug auf Tante Erika hatte. Ich begann sie gedanklich zu verurteilen für diesen Schritt, fand es feige und nicht in Ordnung, auf diese Weise aus dem Leben auszusteigen.

Ich gebe zu, meine Gefühle zwischen Wut und Trauer schossen hin und her. »Das macht man nicht, dass macht man einfach nicht«, dachte ich immer und immer wieder. Ich spürte, wie ich plötzlich nicht mehr so neutral durchs Leben ging.

Daher versuchte ich, mental mit ihrer Seele Kontakt aufzunehmen, um so vielleicht eine Antwort zu erhalten. Ihre Seele spiegelte mir sehr rasch ein Bild der Verzweiflung, der Reizüberflutung hier auf dieser Welt und eine große Sehnsucht, dem Leben hier auf Erden ein Ende zu setzen und ›nach Hause‹ zu gehen. Als ich in dieses Gefühl eintauchen konnte, verstand ich plötzlich ihren Standpunkt, ich verstand, weshalb meine liebe Tante Erika nach Hause gehen wollte. Ich hielt inne, verstand und verabschiedete mich bei ihr in Gedanken. Ich sagte ihr mental: »Liebe Tante Erika, bitte verzeihe meine Gedanken, ich verstehe dich und wünsche dir alles Gute. Auch wenn wir uns nie mehr persönlich gesehen haben, so denke ich gerne an unsere herzlichen und liebevollen Begegnungen in meiner Kindheit. Ich liebe dich und lasse dich in Frieden gehen.«

Es breitete sich ein innerer Frieden in mir aus, der erst mithilfe meiner Gedanken und Gefühle, die ich für sie und mit ihr zugelassen hatte, entstehen konnte. Ich empfand dies als sehr, sehr heilsam. Dieser innere Frieden, der hatte entstehen können, machte mich demütig und dankbar. In einer weiteren Meditation wünschte ich meiner Tante alles Gute auf ihrem Weg und ließ sie los. Als der Tag X mit seinem vereinbarten Zeitpunkt kam, versuchte ich etwas zu spüren. Und ich glaube auch, ihre Energie gefühlt zu haben. Dann ging sie nach Hause.

Meine Mutter ging nach dem Tod ins Altersheim, um Abschied von ihr zu nehmen. Von der Heimleitung wurde sie gebeten, den wenigen Besitz, den meine Tante noch gehabt hatte, gleich mitzunehmen und unter der Familie zu verteilen. Sie erspähte eine Schatulle, etwa 20 x 20 cm. Es war eine kleine Holzschachtel, die ich meiner Tante Erika vor langer Zeit zu Weihnachten geschenkt hatte! Meine Mutter blickte auf den Boden. Da stand: »Alles Liebe zu Weihnachten 1976, von Bruno.« Meine Mutter nahm die Schatulle mit und überbrachte sie mir am Folgetag. Sie sagte: »Schau mal, wir mussten alles Inventar von Erika auflösen. Sie hatte nicht mehr viel, nur ein paar Kleider und sehr wenig persönliche Gegenstände. Und dann diese Schatulle. Die Schatulle, die du ihr Weihnachten 1976 geschenkt hast. Erinnerst du dich? Du warst gerade acht Jahre alt und hast sie mit viel Fleiß und Liebe geschmückt.«

Ich drehte und wendete sie und erblickte meine damals geschriebenen Zeilen. Es überfiel mich ein kalter Schauer und meine Augen füllten sich mit Tränen. Als ich die Schachtel öffnete, traute ich meinen Augen nicht. Da lagen alle ihre Edelsteine drin, so oft hatten wir uns über diese Steine ausgetauscht, uns gegenseitig darüber informiert und sie gemeinsam angeschaut und bewundert. Blitzartig wurde mir bewusst, dass Tante Erika fast alles aus ihrem Leben weggegeben hatte. Nur diese eine Schachtel mit den Edelsteinen nicht. All die Jahre wusste ich nichts davon. Ich war überwältigt und konnte nur noch dasitzen und weinen. Vieles, was in den letzten Jahren im Leben meiner Tante vor sich gegangen war, wusste ich nicht. Auch nicht, dass sie diese spezielle Schatulle die ganze Zeit liebevoll aufbewahrt hatte. Ich kann kaum beschreiben, wie tief gerührt ich war, und wie ich plötzlich unendlich dankbar war, dass ich noch Tage zuvor Frieden mit ihr geschlossen hatte. Wie wäre es nur gewesen, wenn ich vor ihrem freiwilligen Ausstieg aus dem Leben nicht Frieden mit ihr geschlossen hätte? Was hätte ich in Zukunft gefühlt? Mir wurde klar, dass ich, in dem Moment, als meine Mutter mir die Schatulle überreicht hatte, mir Vorwürfe gemacht hätte.

Ich ging zu meinem Schrank und holte meine kleine blaue Box mit den Edelsteinen, die ich ja auch noch in Ehren behalten hatte. Plötzlich wusste ich warum. Nun sind die beiden Boxen und alle Edelsteine wieder vereint. Was mich extrem glücklich macht.

Für mich enthält diese Geschichte eine tiefe, wichtige Botschaft. Es kann sein, dass wir einen Menschen aus unserem Umfeld über Jahre hinweg nicht sehen. Und doch hinterlassen wir im Herzen dieses Menschen eine Spur, eine Geschichte, einen Eindruck, einen einmaligen Fingerabdruck. Manchmal brauchen wir Jahre, um das zu erkennen. Mitunter sind wir der Meinung, dass Menschen in unserem Umfeld auf unverständliche Art und Weise agieren und reagieren. Wichtig finde ich jedoch, sich bewusst zu sein: Alles hat seinen Grund. Und wichtig ist auch, den *Frieden* nach außen zu tragen. Daher wünsche ich dir, dass auch du diesen Frieden erkennst. Obwohl ich nicht der Meinung bin, dass wir Edelsteine in Masse sammeln sollten, kann das vielleicht dennoch ein Symbolbild sein, dass wir beim Anblick daran inneren Frieden fühlen können. Frieden zu lieben Mitmenschen, Frieden mit deiner Familie, Frieden zu uns selbst und Frieden für meine Tante Erika, denn sie liebte Edelsteine über alles. Ich bin sicher, durch die hier erzählte Geschichte hinterlässt Erika ihren einzigartigen Fingerabdruck auch in deinem Herzen und wird auf diese Weise noch lange leben. Erika suchte ein ganzes Leben lang nach ihrem Sinn und dem inneren Frieden. So hat sie wortwörtlich auf den letzten Drücker ihren Seelenauftrag gefunden und gelebt. Da fällt mir ein Stein vom Herzen.

Frieden nicht nur für unser Umfeld, unsere Verwandten, Freunde. Frieden auch für uns selbst, die eigenen Gedanken und für die Entscheidungen, die wir aus diesen Gedanken heraus treffen, und immer und immer wieder Frieden mit uns selbst zu schließen.

Fassen wir für unseren Verstand zusammen

Unser sichtbarer Körper wird durch unsere Gedanken, Emotionen, die Nahrung und Außenfrequenzen geformt. Unser Nervensystem reagiert auf Anspannung und Entspannung. Stress, Angst und Disharmonie machen krank, Freude, Ruhe und Harmonie gesund.

Mit der Kirlianfotografie können wir Energien sehen, die wir mit bloßem Auge nicht erkennen, jedoch mit den Händen spüren können. Wenn wir einen Baumstumpf sehen, sieht unser Verstand, der Baum ist weg, doch mit unseren Händen können wir spüren, wo er war oder noch heute ist. Die US-Regierung machte Fernwahrnehmungsexperimente, in denen sie Objekte aus der Vergangenheit als real wahrgenommen hat. Zeit ist eine Illusion und der sichtbare Bereich ebenso.

Es gibt zwischen Himmel und Erde Energien, die wir nicht sehen können. Auch Röntgenstrahlen, Funkfrequenzen oder den Strom sehen wir nicht. Dennoch wissen wir, sie sind da. Du kannst gern in die Steckdose fassen.

Alles schwingt. So schwingen zwei vibrierende Stimmgabeln früher oder später gleich. Es gibt Schwingungen, die uns heilen, wie die Schumann-Frequenz mit 7,83 Hertz, die Herzfrequenz mit 423 Hertz und 528 Hertz für die DNA-Reparatur. Diese Frequenzen können wir mit Schallwellen sichtbar machen, indem wir zum Beispiel Sand auf einen Lautsprecher legen. Der Sand formt Figuren. Wir können diese Frequenzen bei geschlossenen Augen auch am Körper und in den Chakren spüren.

Unsere Emotionen, Gefühle und Gedanken haben eine Wirkung auf den Körper, wenn wir freudig summen oder Mantras sprechen, heilen wir uns selbst. Mit der Vorstellungskraft verstärken wir die Absicht der Heilung. Ich kann empathisch eintauchen, das Problem sehen und gezielt und bewusst imaginieren, also das Bild mit allen Sinnen so sehen, wie ich es wünsche. Dazu muss ich mich jedoch sehr entspannen. Meine Gehirnwellen müssen bei 4 – 8 Hertz liegen. So gelange ich ins Quantenfeld, wo alles schon da ist und ich meinem Fischschwarm sagen kann, dass er sich wenden darf. Ich habe die Kraft und Macht in mir für den inneren Heiler.

Um meine innere Frequenz für den Alltag zu erhöhen, hilft der Wind der Begeisterung und Liebe. Gemäß der Resonanz der Schwingung ist mein Geist die Quelle für das Bewusstsein und so für das Körperliche. Mit Farben wie Grün oder Rosa kann ich die Heilung verstärken.

Wenn ich das alles mache und wiederhole, verändert mein Geist die Materie. Ich kann Blockaden gezielt lösen. Wenn ich dazu meine Aura, mein Energiefeld und meine Chakren in stiller Meditation reinige und harmonisiere, werde ich vom Herzen optimal geführt. In der Theta-Frequenz heilt mein Körper am besten. Dabei kann ich auch meinen Seelenauftrag sehen, hören oder fühlen. Diesem sollte ich konsequent folgen, denn so wird das Leben leicht, macht Sinn und ich bin glücklich und gesund.

Wie geht es eigentlich deinem Land mit den Bewohnern?

Wenn du ein Land wärst, welches Land wärst du? Wenn dein Körper die Bewohner deines Landes wären, wie würde es denen gehen? Vielleicht bist du nicht mehr das gleiche Land, doch bestimmt geht es deinen Bewohnern jetzt besser.

Ich bin der Meinung, dass dein Land nur zu einem geringen Teil sichtbar ist. Stell dir einmal vor, du liegst in der mit Wasser gefüllten Badewanne. Alles ist unter Wasser, außer deiner Nasenspitze. Und genau diese Nasenspitze ist dein Land. Da liegt also noch viel verborgen in dir.

Was könnte dich nun noch hindern?

Bestimmt hast du längst angefangen, die vielen einfachen Übungen umzusetzen. Ich gratuliere dir aus tiefstem Herzen. Folge immer dem Klang deines Herzens, auch wenn manchmal Ablenkungen da sind. Es gilt, den Fokus zu halten.

Ich habe dir von Herzen meine wichtigen Tipps und Tricks mitgegeben. Den Fokus halten auf dieses Buch war auch für mich eine kleine Meisterprüfung. Meine Familie, meine Freunde, mein Team, eine volle Praxis mit vielen Klienten, technische Probleme und Vieles mehr gaben mir immer wieder Gründe, um mich abzulenken und mich aufs Neue zu fokussieren. Nun ist das Werk geschrieben und wir sind am Ende dieses Buches. Ich bin sehr stolz auf mich und mein Umfeld hat mich wieder. Ausreden und Gründe für Ablenkungen gibt es immer und das führt mich nun zu meiner letzten Aussage.

Selbstheilungstipp 31
Wir alle haben einen freien Willen. Du hast es in der Hand, aus deinem Leben ein gesundes Meisterwerk zu gestalten. Ein möglicher Schritt wäre, dass du jetzt deinen Planer in die Hand nimmst und dir eine Scheibe Zeit reservierst, um dir einen konkreten Plan zu machen, wie du was, wann im Leben integrieren willst. Wenn nicht jetzt, wann dann? Baue dir gezielt Ruheoasen im Alltag ein. Wer das nicht aktiv macht, wird von anderen Menschen und anderen Gründen verplant. Du weißt es nun besser. »Selbstheilung mit mentaler Kraft der Gedanken« kann so einfach sein. Lebe auch du in einer Welt »Jenseits der Logik«, 24 Stunden am Tag. Ich glaube an dich!

Mich würde es sehr freuen, wenn du irgendwann einmal an einem unserer Seminare oder an der Energie-Coaching-Ausbildung teilnehmen würdest. Gehe dazu am besten auf meine Website und bestelle gleich meinen Newsletter. So bleiben wir in Kontakt.

Alles Liebe und auf bald
Dein Bruno

Danksagung

Der erste Dank gilt dir. Du hast das Buch gelesen. Setze das Wissen nun gezielt um, es ist sehr wertvoll. Verbinde dich mit mir bitte über die sozialen Medien. Bestelle am besten gleich noch heute meinen Newsletter unter www.brunoerni.com. So bleiben wir in Kontakt.

Ich danke all meinen Kunden, die mir und meinem Team vertrauen. Danke auch alle den Kunden in diesem Buch. Ihr tragt zur Erkenntnis und Heilung bei. Großartig!

Ich danke meiner Familie, meiner lieben Frau und meinen drei lieben Kindern. Ich liebe euch über alles und bin sehr stolz auf euch.

Danke auch meinen lieben Eltern. In meinem Herzen bin ich sehr mit euch verbunden. Ich spüre euch immer und überall.

Ich danke meinem genialen Team, meiner lieben Jenni, für die tägliche wundervolle Zusammenarbeit. Einen riesigen Dank an meine Therapeutin Jutta. Du hast eine unglaubliche Gabe und hilfst so täglich Klienten mit deinem großen Herz in die Selbstheilung. Ich danke auch meinen weiteren Engeln im Hintergrund, wie Ursula, Bernadette, Steffi, Anna-Lea, Vreni, Nadia oder Kurt, die mich immer tatkräftig unterstützen.

Ich werde von euch allen getragen und kann so meinen Seelenauftrag leben. Wir helfen Menschen in die Gesundheit und in die Liebe. Das ist einfach das Schönste für mich.

Ich danke auch meinen zwei Schreiberlingen Verena und Nadia. Ihr habt mich maßgeblich unterstützt in diesem Buch. Ohne eure Basisarbeit wäre das Buch nicht fristgerecht fertig gewesen. Dank euch konnte ich die Texte weitergestalten, ergänzen und veredeln. Danke, danke, danke!

Und dann danke ich ganz besonders meiner Verlegerin, Sabine Giger. Ohne sie würdest du dieses Buch nicht in den Händen halten. Danke, liebe Sabine, für dein blindes Vertrauen in mich und deinen unermüdlichen Einsatz für die Bekanntmachung dieses Buches. Das ist großartig.

Danke an Monika Rohde, für das super Lektorat.

Dann danke ich noch allen lieben Menschen, mit denen ich zusammenarbeiten darf, ob in der Energie-Coaching-Ausbildung oder an den Seminaren.

Der letzte Dank gilt meinen Energien, die mich täglich begleiten. Während des ganzen Schreibens habe ich immer wieder die verschiedenen Frequenzen gehört. Von 7,83 Hz über 432 Hz und 528 Hz …, eben alle in diesem Buch genannten Frequenzen. Rauf und runter. Nimm das Buch und lege es auf dein Herzchakra. Spüre und fühle, wie es dich glücklich und gesund macht und in dir Selbstheilung auslöst.

Alles Liebe, dein Bruno.

Links und Literatur

AFP: *Französische Behörde warnt vor Schulen in der Nähe von Hochspannungsleitungen.* Veröffentlicht unter nau.ch am 21. Juni 2019; www.nau.ch/news/europa/behorde-hochspannungs leitungen-bergen-mogliches-leukamie-risiko-fur-kinder-65542404 [16.1.2020] Siehe auch unter www.aerzteblatt.de/nachrichten/104067/Behoerde-sieht-in-Hochspannungsleitungen-moegliches-Leu kaemierisiko-fuer-Kinder

Albrecht, Bernhard: *Stern.* Vom 15. September 2019. Veröffentlicht unter: www.stern.de/gesundheit/aerzte-ap pell-im-stern-die-titelgeschichte-zum-nachlesen-8902 860.html [3.1.2020]

Bargh, John: *Vor dem Denken: Wie das Unbewusste uns steuert.* Droemer, 2018.

Bertelmann, Thomas: Hauptstudie zur Erfassung von interindividuellen und intraindividuellen Effekten adjuvanter rezeptiver medizinischer Musiktherapie bei Glaukompatienten (glaucoma chronicum simplex). Inaugural-Dissertation zur Erlangung des Doktorgrades der gesamten Humanmedizin. Marburg 2009. Veröffentlich unter http://archiv.ub.uni-marburg.de/diss/ z2009/0422/pdf/dtb.pdf [3.1.2020]

Broers, Dieter: *Unsere Gehirnwellen schwingen mit den Schumann-Wellen der Erde synchron – was bedeutet das für uns?* Veröffentlich unter: https://dieter-broers.de/gehirnwellen-schwingen-mit-den-schumann-wellen-der-erde-synchron/ [3.1.2020]

Broers, Dieter: *Warum es nicht mehr genügt, nur Beobachter zu sein.* Veröffentlicht unter: https://dieter-broers.de/warum-es-nicht-mehr-genuegt-nur-beobachter-zu-sein/ [3.1.2020]

Brody, Howard und Daralyn: *Der Placebo-Effekt. Die Selbstheilungskräfte unseres Körpers.* dtv, 2002.

Dale, Cyndi: Der Energiekörper des Menschen. Handbuch der feinstofflichen Anatomie. Lotos, 2011. Zitat veröffentlicht unter: https://books.google.ch/books? [16.1. 2020]. Ebenfalls interessant sind folgende Seiten dazu:
www.bbalanced.de/vita/forschung/dr-w-tiller/
www.tillerinstitute.com

Die 20 größten Pharmaunternehmen der Welt siehe: http://medizin-aktuell.eu/die-20-groessten-pharma unternehmen-der-welt/ [27.12.2019]

Die gesundheitliche Wirkung der Mobilfunkstrahlung von Lothar Moll und Klaus Scheidsteger (2018). Trailer siehe unter
https://youtu.be/Y62CpLkw6LI [9.1.2020]

Erni, Bruno: *Jenseits der Logik. Schmerzfrei in 60 Sekunden.* Erdas, 2013.

Erni, Bruno: *Jenseits der Logik. Mit der Kraft der Gedanken persönliche Grenzen sprengen.* Goldegg, 2015.

Erni, Bruno: *Ich sehe deine Seele. Wie du gesund und glücklich deine Bestimmung leben kannst.* Giger Verlag, 2018

Frischknecht, Martin: »Interview mit Bruce Lipton: Zelle der Heilung.« In *Spuren,* Winter 2010/98. Veröffentlicht unter: https://spuren.ch/content/magazin/single ansicht-nachrichten/datum////interview-mit-bruce-lipton-zelle-der-heilung.html [16. 1. 2020]

Künlen, Mathias: Aurachirurgie. Theoretische Grundlagen. BoD, 2018.

Langer, Ellen J.: *Die Uhr zurückdrehen? Gesund alt werden durch die heilsame Wirkung der Aufmerksamkeit.* Junfermann, 2011. Siehe auch unter:
https://sciencev2.orf.at/stories/1671952/index.html
www.ellenlanger.com/books/1/counterclock wise
https://journals.sagepub.com/doi/abs/10.1177/1745 691610388762

Lipton, Bruce: *Intelligente Zellen. Wie Erfahrungen unsere Gene steuern.* Koha-Verlag, 2014.

Max-Planck-Institut: *Die Gedanken werden lesbar – Zeichen und Muster in Hirnbildern.* Veröffentlich unter www.cbs.mpg.de/institut/forschung/archiv/gedanken ?seite=2 [9. 1. 2020]

McMoneagle, Joseph: *Mind Trek.* Crossroad Press, 2014

Mentales *Heilen 2: Grundlagen aus der PSI-Forschung.* Veröffentlich unter: www.youtube.com/watch?v= z1A9s LiMieo [9. 1. 2020]

Moseley, Bruce et al. (2002): *New England Journal of Medicine* »Baylor School of Medicine«.

Physik muss knallen. Veröffentlich unter: www.you tube.com/watch?v=moUfbNwHDTs [9.1.2020]

Placebo in der Medizin. Herausgegeben von der Bundesärztekammer auf Empfehlung ihres Wissenschaftlichen Beirats. Deutscher Ärzteverlag. Verfügbar unter: www.bundesaerztekammer.de/fileadmin/user_upload/downloads/Placebo_LF_1_17012011.pdf [9.1.2020]

Rankin, Lissa: *Mind over Medizin: Warum Gedanken stärker sind als Medizin. Wissenschaftliche Beweise für die Selbstheilungskraft.* Kösel, 2014

Rathgeb, Stephan: *Neue Studie. Antidepressiva wirken kaum besser als Placebo.* Gesendet im SRF am 23.8.2019. Veröffentlicht unter www.srf.ch/news/panorama/neue-studie-antidepressiva-wirken-kaum-besser-als-placebo) [16.1.2020]

Rätselhafte Heilung – Wunder an den Grenzen der Medizin. Veröffentlicht unter: www.youtube.com/wat ch?v=s62Ye3EOANE [9.1.2020]

Targ, Russell: *Forschungsprojekte zu Remote Viewing.* Veröffentlicht unter www.youtube.com/watch?v=15Y5g_YuI44 [3.1.2020]

Werner, Cornelia: *So drastisch beeinflussen Gefühle die Alterung.* Veröffentlicht am 07.08. 2010 unter www.welt.de/gesundheit/psychologie/article8859474/So-dras tisch-beeinflussen-Gefuehle-dieAlterung.html

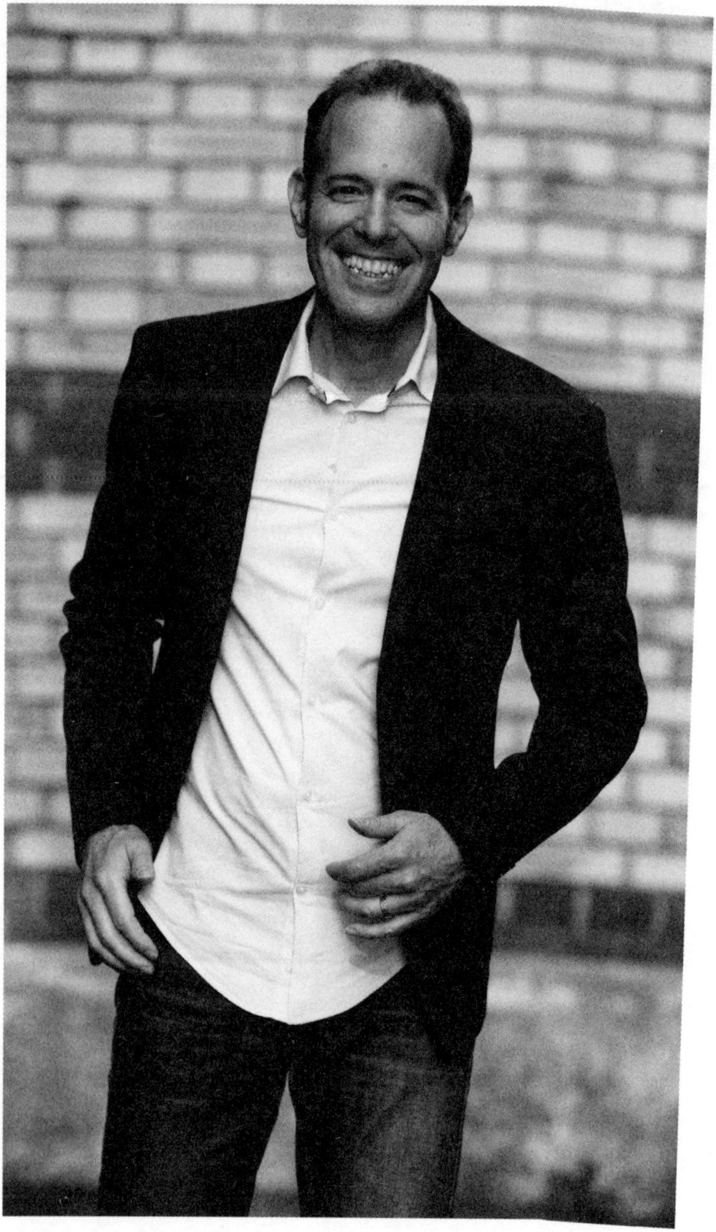

Über den Autor

Bruno Erni wurde 1968 in Zürich geboren. Er begann seine berufliche Laufbahn im Außendienst und leitete sehr erfolgreich eine Hauptagentur der größten Versicherungsgesellschaft der Schweiz. Danach spezialisierte er sich auf Businesscoaching. Seit 2009 zählt er zu den Top 100 der Speakers Excellence Trainer. Infolge eines Autounfalls begann er, sich intensivst mit gesundheitlichen und spirituellen Themen zu beschäftigen und absolvierte viele Ausbildungen im gesundheitlichen und spirituellen Bereich.

Seine heutigen Schwerpunkte liegen in den Bereichen Bestimmung finden für den Seelenauftrag, unbewusste Gedanken lesen, Blockaden lösen, mentale Aurachirurgie für die Gesundheit sowie die Umsetzung der Kraft der Gedanken zur Zielerreichung.

Er führt erfolgreich eine eigene Praxis als Energie-Coach, veranstaltet Seminare und Kongresse und ist Autor der Bücher *Jenseits der Logik* und *Ich sehe deine Seele*.

www.brunoerni.com